Prof. em. Prof. Dr. med. habil. Karl Hecht

Biofaktoren für gesundes Altern

SPURBUCHVERLAG

Bibliografische Information der Deutschen Nationalbibliothek

Die Deutsche Nationalbibliothek verzeichnet diese Publikation
in der Deutschen Nationalbibliografie; detaillierte bibliografische
Daten sind im Internet über http://dnb.dnb.de abrufbar.

1. Auflage August 2024

info@spurbuch.de, www.spurbuch.de

Ausführung: pth-mediaberatung GmbH, Würzburg
Satz und Layout: Anke von Schalscha-Ehrenfeld

ISBN 978-3-88778-067-8

Biofaktoren für gesundes Altern

Prof. em. Prof. Dr. med. habil. Karl Hecht

Über den Autor:

Prof. em. Prof. Dr. med. habil. KARL HECHT
Geboren am 15.02.1924 in Wohlmirstedt
Gestorben am 23.09.2022 in Berlin

Diese Veröffentlichung erscheint posthum.
Das gesamte korrigierte Manuskript hat Prof. Hecht zwei Tage vor seinem letzten Klinikbesuch an den Verlag gesendet.
Es war ihm bewusst, dass die auftretenden Probleme nicht mehr gelöst werden könnten. Zeitlebens war es seine Berufung, jeden einzelnen Menschen ohne zusätzliche Medikamente gesünder zu machen und ein langes und gesundes Leben zu gewährleisten.

Prof. Hecht hat seine Aufgabe erfüllt.
Der Spurbuchverlag wird in seinem Sinne die Aufgabe fortführen.

Inhalt

Wichtiger Hinweis

Das Werk, einschließlich aller seiner Teile, ist urheberrechtlich geschützt. Jede Verwertung außerhalb der engen Grenzen des Urheberrechtsgesetztes ist ohne Zustimmung des Verlags unzulässig. Das gilt vor allem für Vervielfältigung, Übersetzung, Mikroverfilmung und die Einspeicherung und Verarbeitung in elektronischen Systemen. Der Autor erklärt, dass kein Interessenkonflikt besteht.

Die Ausführungen in diesem Buch sind nach aktuellsten wissenschaftlichen Erkenntnissen unter systemregulatorischen (ganzheitlichen) Aspekten zusammengestellt worden.

Die Empfehlungen basieren auf der Grundlage medizinisch-praktischer und persönlicher Erfahrungen und sind sorgfältig geprüft. Sie können durch die angegebene weiterführende Literatur nachvollzogen werden. Alle Angaben dienen der Aufklärung und der Information.

Mit Bezug auf den weltbekannten Arzt Rudolf Virchow (1821-1902) wird nachdrücklich betont, dass die Medizin eine individuumsbezogene Lebenswissenschaft ist. Deshalb können z. B. Verläufe von Erkrankungen und Therapieeffekte und ihre Dosierung bei jedem Menschen unterschiedlich sein.

Der vorliegende Text dieses Buches ist mit bestem Wissen und Gewissen, unter Einbeziehung des gegenwärtigen wissenschaftlichen Erkenntnisstandes sorgfältig bearbeitet worden.

Ungeachtet dessen und der Tatsache, dass die Medizin eine individuumsbezogene Lebenswissenschaft ist, können der Autor und Verlag für gegebene Ratschläge keine Gewähr und keine Haftung übernehmen. Individuelle Beratungen mit dem jeweiligen Therapeuten sind daher unbedingt erforderlich.

Teil 1

Warum Biofaktoren wichtig für ein gesundes langes Leben sind

1 Warum schreibe ich dieses Buch?

Seit meinem 90. Geburtstag erhalte ich täglich Anfragen: Was tun Sie, dass Sie mit fast 100 Jahren noch so eine enorme geistige und körperliche Jugendlichkeit ausstrahlen und mit einer unermesslichen Kreativität mit Schriften, Büchern, Vorträgen und Interviews in der Öffentlichkeit auftreten? Diese Anfragen nahmen noch zu, nachdem ich einen schweren Unfall überstand.

Was war passiert? Im Juli 2020 brachen bei mir nach einem Stolpersturz an einer Bushaltestelle infolge Sicht- und Atembehinderung durch die Corona-Pflicht-Maske die beiden oberen Halswirbel. Die Verletzung war lebensbedrohlich. Der Notarzt, der mich als erster behandelte, gab mir als damals 96-Jährigem nur noch geringe Überlebenschancen. Doch ich überlebte mit meiner Willensstärke und durch 20-jährige Einnahme von Naturzeolith und Siliziumdioxid sowie ultrakolloidalem Magnesiumchlorid und weiteren Biofaktoren.

Fünf Monate nach dem Unfall trat ich mit einem 30-minütigen Interview im Schweizer TV QS24 auf, damals noch mit einer schützenden Halskrause. Eine Zuschauerin, die sich für mein elanvolles Interview bedankte, deutete die Halskrause als Erkältungsbehandlung und wünschte mir gute Besserung.

In dieser Zeit, also fünf Monate nach dieser schweren Verletzung, waren einige Artikel von mir erschienen und auch das Buch „Die innere Uhr muss richtig ticken".

Zu meiner schnellen Heilung der Wirbelbrüche muss ich bekennen, dass diese ohne klassische Medikamente erfolgte, aber mit Biofaktoren: Naturzeolith, Montmorillonit, Siliziumdioxid, Vitamin C und D, Glycin und Spirulinaalge. Die Schmerzen verhinderte ich mit hohen Dosen ultrakolloidalem Magnesiumchlorid als Spray auf die Haut. Meine Laborwerte waren normal.

Alle Ärzte, die in meine Behandlung einbezogen waren, wunderten sich, dass die Heilung ohne Medikamente so gut verlief und meine Laborwerte der Norm entsprachen.

Nach überstandener Verletzung muss ich mich zwar mit einem Rollator bewegen. Das tat und tue ich täglich mit zwei Stunden Waldwanderung, trotz gebliebener Folgeerscheinungen der Verletzung, Koordinationsstörungen der Beine, Gleichgewichtsstörungen beim freien Gehen, d. h. erheblicher Gehbehinderung, und Nackensteife!

Meine geistige Tätigkeit ist aber uneingeschränkt auf einem hohen Leistungsniveau erhalten geblieben.

In diesem Buch möchte ich die mir gestellten Fragen zu meiner gesunden Langlebigkeit im Komplex beantworten und meine Erfahrungen und wissenschaftlichen Erkenntnisse, die nicht geheim bleiben sollen, in die Öffentlichkeit bringen, um viele Menschen anzuregen, mich nachzuahmen: mit Bioregulatoren statt Medikamenten.

Sie sollen auch erfahren, dass ich folgende Prinzipien vertrete:

1. **Was ich sage, tue ich auch.**
   Das ist das Prinzip der Einheit von Wort und Tat.

2. **Alle Bioregulatoren zur gesunden Langlebigkeit, die ich meinen Patienten empfohlen habe, habe ich zuvor selbst an mir ausprobiert.**

3. **Ich pflege eine gewollte (nicht belastende) Selbstdisziplin.**

4. **Mein Wissen möchte ich vielen Menschen vermitteln.**

5. **Für meine Gesundheit fühle ich mich selbst verantwortlich und lasse mich nicht davon abbringen.**
   Das ist die höchste Freiheit, die ein Mensch erleben kann.

6. **Eine gesunde Lebensweise, eine naturverbundene Lebenskultur sind das Fundament für mein Gesundsein.**

7. **Ziele, die ich mir stelle, realisiere ich gewöhnlich mit einer starken Willenskraft.**

8. **Meine Grundeinstellung ist optimistisch. Positives Denken ist mein Lebensprinzip.**

Mein Lebensmotto nach Johann Wolfgang Goethe:
„Nur der verdient die Freiheit und das Leben, der täglich sie erobern muss.“

Wir können lange jung bleiben, wenn wir die Inschrift des „Steins der Jugend“ im Parco Giardino Sigusta bei Verona, Italien, beherzigen:

„Die Jugend ist nicht ein Abschnitt des Lebens,
sie ist ein Zustand der Seele,
der in einer bestimmten Form des Willens besteht,
in einer Bereitschaft zur Phantasie,
in einer gefühlsmäßigen Kraft;
im Überwiegen des Mutes über die Zaghaftigkeit
und der Abenteuerlust über die Liebe zur Bequemlichkeit.
Man wird nicht alt, wegen der einfachen Tatsache,
dass man eine bestimmte Zahl von Jahren gelebt hat,
sondern nur, wenn man sein eigenes Ideal aufgibt.
Der Abscheu, der Zweifel, das Fehlen von Sicherheit,
die Furcht und das Misstrauen,
sind lange Jahre, die das Haupt beugen und den Geist zum Tode führen.“

Der Vergleich nachfolgender Fotos von mir, die 2008 und 2021 aufgenommen wurden, kann die Hemmung des Alterungsprozesses durch meine naturverbundene Lebensweise bestätigen, trotz schwerer Halswirbelverletzung.

Die Jugendlichkeit mit zunehmendem Alter zu erhalten bedeutet auch, sich um die Jugend zu kümmern, ihnen lebenswerte Perspektiven, Optimismus und geistige Ziele zu stellen. Mir hat die Zusammenarbeit mit jungen Menschen immer Freude gemacht. Ich kann mich als „Vater“ von 173 Doktoranden ausweisen, die ich mit sanfter, aber konsequenter Hand unter den Doktorhut geführt habe. Die väterliche Betreuung eines Doktoranden dauert im Durchschnitt zwei Jahre. Alle 173 haben ihren Doktortitel mit den Noten sehr gut und gut erworben.

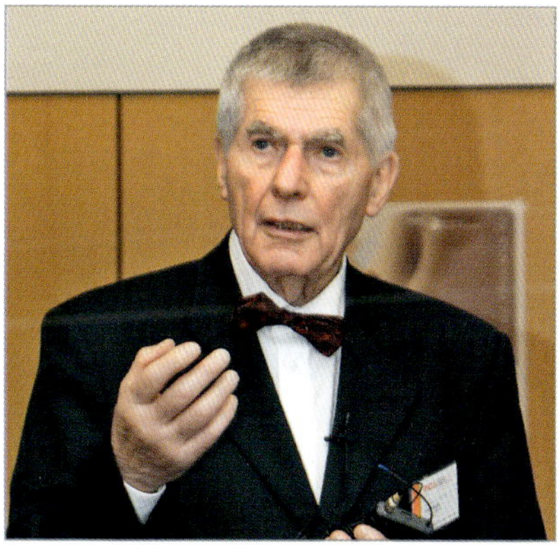

Lebensjahrevergleich: Jung geblieben von 2008 bis 2021
Der Autor während eines Vortrags auf einem Zeolith-Symposium im März 2008.
[Foto: froximun]

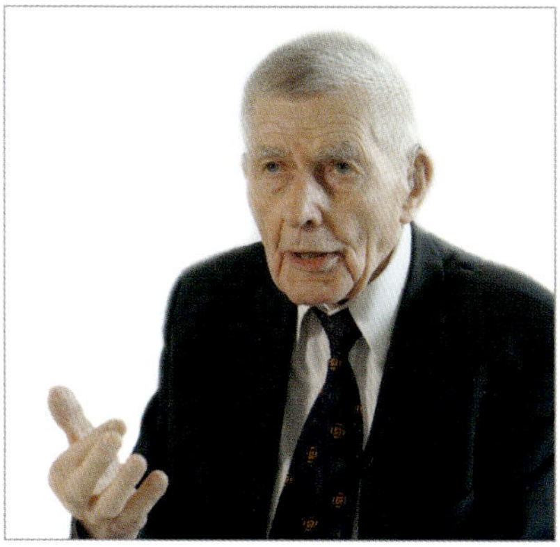

Der Autor während eines Fernsehinterviews im November 2021 (nach schwerer Verletzung)
[Foto: Joachim Stall]

2 Eine Information über meine Berufslaufbahn

Ich habe mich nicht einseitig auf nur eine Fachdisziplin ausgerichtet, sondern auf die ganzheitliche Medizin, die den Menschen in seiner Einheit als biologisches, psychosoziales, selbstdenkendes und selbsthandelndes Wesen sieht.

Als mein Fach habe ich deshalb die Pathophysiologie gewählt. Das ist die Lehre von den Funktionsprozessen von allen Erkrankungen. Sie ist die Lehre von der Entstehung der Krankheiten sowie deren Beseitigung und Verhinderung.

Die Pathophysiologie wird auch als das Brückenfach zwischen experimentell-theoretischer und klinisch-praktischer Medizin bezeichnet. So konnte ich immer die Einheit von Forschung und Anwendung meiner medizinischen Erkenntnisse in die praktische Medizin umsetzen. In diesem Rahmen habe ich besonders die Neurophysiologie und Psychophysiologie gepflegt. Neurophysiologie ist die Lehre von den Funktionen der Nervensysteme, Psychophysiologie die Lehre von der Einheit von psychischen und körperlichen Funktionen.

In meiner 66-jährigen Berufslaufbahn als Arzt und Forscher habe ich mich von der therapeutischen Schulmedizin zur präventiven bio-psycho-sozialen Medizin ausgerichtet – immer nach dem Prinzip vorbeugen ist besser als heilen. Diesen Satz postulierte mein Vorbild, der erste Dekan der Berliner Medizinischen Fakultät, Prof. Dr. Christoph Wilhelm Hufeland (1762-1836). Er schrieb das Buch: „Makrobiotik oder die Kunst das menschliche Leben zu verlängern“, das 1796 erschien (siehe Abbildung).

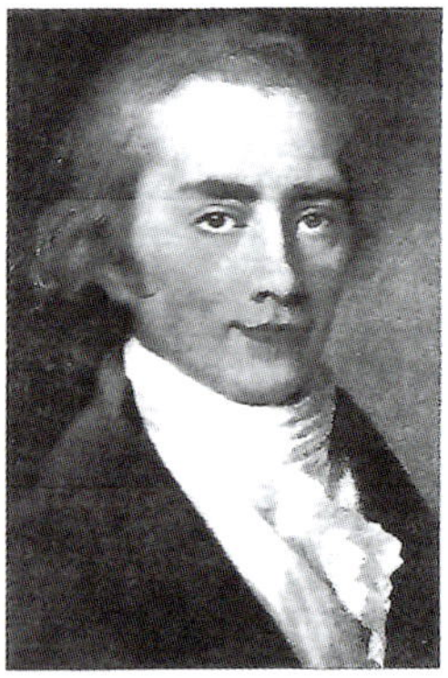

Christoph Wilhelm Hufeland
1762 - 1836

BERLINER ÄRZTE 10/94, S. 12

Makrobiotik
oder
die Kunst
das menschliche Leben
zu verlängern
von
Christoph Wilhelm Hufeland.
Achte Auflage.
Berlin, 1860.
Verlag von Georg Reimer.

Dieses Buch gab mir auch Anregung, mich zur Naturheilkunde und zu den natürlichen Naturheilstoffen hinzuwenden.

Die Natur, zum Beispiel der Wald, ist ein Gesundheitsgeber und Naturheilstoffe bewähren sich schon seit der Antike, das heißt seit über 3.000 Jahren. Naturstoffe werden heute als Biofaktoren bezeichnet.

3 So begann meine neue medizinische Ausrichtung: Verpflichtung einer Selbststudie zum Erreichen des 100. Lebensjahrs mit gesundem Lebensstil ohne Medikamente

In meinem 4. Lebensjahrzehnt habe ich mir (neben anderen wissenschaftlichen Projekten) die Aufgabe gestellt, in einer quasi Autostudie (Selbststudie) durch meine naturverbundene Lebensweise gesund und relativ jugendlich die 100-Lebensjahregrenze zu überschreiten.

Nach etwa 20 Jahren Tätigkeit als Arzt und Wissenschaftler gelangte ich zu der Auffassung, dass schulmedizinische Konzeptionen zu eng angelegt sind. Sie beziehen sich nur auf den Körper, der im Krankheitsfalle mit Medikamenten repariert werden soll. Geist und Emotionen, die die wahren Haupteigenschaften des Menschlichen sind, werden nicht berücksichtigt. Diese Art der Medizin widerspricht der Gesundheitsdefinition der Weltgesundheitsorganisation.

In der Gründungspräambel der WHO wird Gesundheit wie folgt definiert:

„Gesundheit ist der Zustand des vollständigen körperlichen, geistigen und sozialen Wohlbefindens und nicht das Freisein von Krankheiten und Gebrechen“.

In der Ottava-Charta 1986 wurde diese Definition wie folgt erweitert:

Gesundheit ist „als ein befriedigendes Maß an Funktionsfähigkeit in physischer, psychischer, sozialer und wirtschaftlicher Hinsicht und von Selbstbetreuungsfähigkeit bis ins hohe Alter“ aufzufassen. [WHO, 1987].

Infolgedessen kam ich zu der Erkenntnis, dass mit den klassischen Medikamenten der Schulmedizin die Gesundheit, wie sie die WHO definiert, nicht erreicht werden kann.

Die große Gefahr der Medikamente für die Gesundheit der Patienten möchte ich an einigen Beispielen aufzeigen.

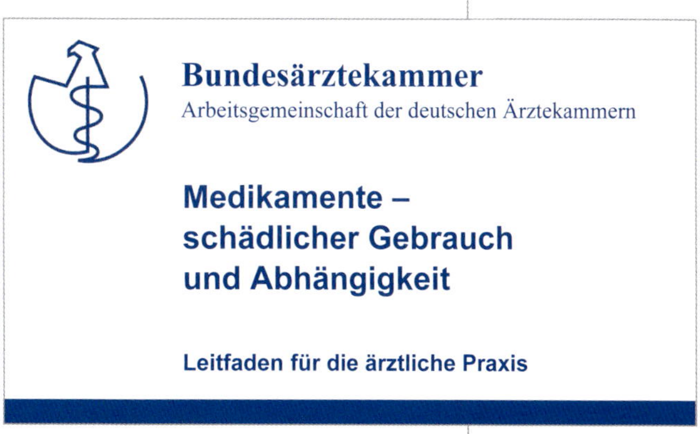
Bundesärztekammer
Arbeitsgemeinschaft der deutschen Ärztekammern

Medikamente – schädlicher Gebrauch und Abhängigkeit

Leitfaden für die ärztliche Praxis

Abbildung 1: Broschüre Leitfaden der Bundesärztekammer zum Thema Medikamentenabhängigkeit [https://www.bundesaerztekammer.de/fileadmin/user_upload/_old-files/downloads/LeitfadenMedAbhaengigkeit.pdf]

4 Warum ein Leitfaden der Bundesärztekammer zum Thema Medikamentenabhängigkeit (Sucht)? Begründung

Zitat: *„1,5 Millionen Menschen in Deutschland weisen eine manifeste Abhängigkeit von Medikamenten auf. Eine ähnlich große Zahl wird von Experten als mittel- bis hochgradig gefährdet eingestuft, eine Medikamentenabhängigkeit zu entwickeln. Die Ursachen sind – wie bei allen Suchterkrankungen – vielfältige psychische und soziale Faktoren, auf Seiten der Betroffenen wirken sie zusammen mit einem zum Teil unübersichtlichen Medikamentenmarkt sowie einem oftmals engen Zeitbudget in der ärztlichen Praxis.*

So machen etwa 10.000 verschreibungspflichtige Arzneimittel es dem Arzt in seiner Praxis nicht immer einfach, in jedem Fall das geeignete Medikament auszuwählen und mögliche unerwünschte Nebenwirkungen fortwährend im Auge zu behalten."

5 Schlafmittel können bei längerer Einnahme zur Demenz führen! Wussten Sie das schon?

Neueste Forschungsergebnisse (04.2022) bestätigen meine jahrzehntelangen Beobachtungen, dass Benzodiazepine bei längerer Einnahme Gedächtnisstörungen und Demenz verursachen können.

Das Forscherteam unter Leitung von Yuan Shi, der Ludwig-Maximilians-Universität München hat nachgewiesen, dass Benzodiazepine, die bei Schlafstörungen und Angstkrankheiten verordnet werden, bei längerer Einnahme zu gravierenden unerwünschten Nebenwirkungen führen können. Diese bestehen in einem geistigen Abbau, bis zur Demenz.

Ursache: Diese Medikamente zerstören im Gehirn die Fortsätze der Nervenzellen (als Mikroglia der Synapsen bezeichnet).

Yuan Shi äußerte sich überrascht über diesen Befund, *„dass so gut erforschte Medikamente, wie die Benzodiazepine"* die Hirnstrukturen zerstören. Diese Ergebnisse zeigen, dass sie gar nicht gut erforscht waren und frühe Hinweise von Ärzten, die diese Nebenwirkungen bei ihren Patienten beobachtet haben, als Unsinn bezeichnet wurden. Deshalb steht die Forderung, dass die Pharmaindustrie unabhängige Forscher beauftragt, die wirklichen Pharmakawirkungen beim Menschen gut erforschen.

6 Auch das Verordnen von Antibiotika ist ein gesundheitsgefährdender Faktor! (WHO)

Der Generaldirektor für Gesundheitssicherheit der WHO (Weltgesundheitsorganisation), Keiji Fukuda, gab zu dem WHO-Bericht vom 29.04.2011 folgende Stellungnahme an die Medien. Er hob zunächst die Wichtigkeit dieser Medikamentengruppe als Arzneimittel hervor: *„Wirksame Antibiotika sind einer der Grundpfeiler, die es ermöglichen, dass wir länger und gesünder leben und von denen die moderne Medizin profitiert."*

Dann warnte er aber eindringlich: *„Wenn jetzt nicht schnell und koordiniert gehandelt wird, bewegt sich die Welt in einer postantibiotischen Ära, in der gewöhnliche Infektionen und kleinen Verletzungen, die viele Jahrzehnte behandelbar waren, wieder tödlich sein können"*. Das gilt für Mensch und Tier gleichermaßen.

7 Meine Schlussfolgerung: Therapie mit Medikamenten widerspricht dem Hippokratischen Eid des Arztes

Nach meinen diesbezüglichen Erkenntnissen und Erfahrungen mit Medikamenten ist es nicht möglich, den Hippokratischen Eid und das ärztliche Gelöbnis der Genfer Deklaration des Weltärztebundes (2017) einzuhalten.

Die Nebenwirkungen der Medikamente widersprechen dem Hippokratischen Eid. Dazu heißt es:

Primum: Non nocere, Sekundum: Cavere, Tertium: Sanare
(Deutsch: Erstens: nicht schaden, Zweitens: Vorsicht üben, Drittens: heilen)

Im ärztlichen Gelöbnis des Weltärztebunds heißt es unter anderem:

„Ich werde die Autonomie und die Würde meiner Patientin oder meines Patienten respektieren. Ich werde den höchsten Respekt vor menschlichem Leben wahren. Ich werde meine Patienten richtig informieren."

Letzteres möchte ich mit diesem Buch tun.

8 Was sind Biofaktoren?

Als Biofaktoren werden Naturstoffe bezeichnet, die für die Lebensfunktionen eines Menschen unbedingt erforderlich sind.

Es gibt Biofaktoren, die der menschliche Körper selbst erzeugt und es gibt solche Biofaktoren, die unbedingt, zum Beispiel mit der Nahrung, zugeführt werden müssen. Letztere werden als essentielle Biofaktoren bezeichnet. Zu den Biofaktoren zählen:

- Vitamine
- Mineralien, Spurenelemente
- Peptide
- Aminosäuren
- Enzyme, Coenzyme
- besondere Fettsäuren (z. B. Omega 3)
- sekundäre Pflanzenstoffe von ausgereiften Produkten
- Algen

Beim Fehlen von Biofaktoren treten zahlreiche gravierende Mangelsymptome auf.

Auf dem Symposium der Gesellschaft für Biofaktoren (GfB) im Jahr 2020 wurde die Wichtigkeit der Biofaktoren für die Gesundheit des Menschen unter internistischen, neurologischen und geriatrischen Aspekten hervorgehoben. Das Motto dieses Symposiums war:

„Biofaktoren – Mangel erkennen (diagnostizieren) und ausgleichen“.

9 Meine Erkenntnisse: Biofaktoren können auch als Bioregulatoren bezeichnet werden – Biofaktorenmangel erkennen und ausgleichen

Die Experten dieses Symposiums der GfB zeigten auf, dass der Biofaktorenmangel sich in vielen Beschwerdeformen äußert, zum Beispiel bei Menschen im Seniorenalter in Form von veränderter Durst- und Geschmackswahrnehmung, Kau- und Schluckbeschwerden, Resorptionsstörungen im Verdauungssystem und mentale (geistige) Defizite.

Bei Mangel an Vitaminen und Mineralien wurden vielfältige internistische, neurologische und psychiatrische Symptome festgestellt, zum Beispiel Herz-Kreislauf-Symptome, Osteoporose, Depressionen, Polyneuropathie, Demenz und Parkinsonkrankheit.

Besonders wurden die Multisymptome bei Magnesiummangel herausgestellt, weil Magnesium eine Schlüsselfunktion im menschlichen Körper ausübt.

Auch Vitamin-D_3-Mangel ist weit verbreitet, besonders bei älteren Menschen, die wenig an die frische Luft gehen und keinen Sonnenschein erleben. Vitamin-D_3-Mangel verursacht Herzinfarkt, Schlaganfall, Krebserkrankungen, entzündliche Erkrankungen mit Schmerzen sowie die Alzheimer-Demenz und Parkinson.

Magnesiummangel spielt bei der Verursachung von Diabetes mellitus, Bluthochdruck, Herzinfarkt, Herzrhythmusstörungen und Arteriosklerose eine Rolle.

Nach meinem wissenschaftlichen Erkenntnisstand sind Biofaktoren für die menschliche Gesundheit wichtiger als Medikamente!

Das Wissen, das die Ärzte der GfB über die Bedeutung der Biofaktoren haben, sollte allen Ärzten eigen sein. Dann gäbe es viel mehr gesunde Menschen.

Biofaktoren haben bei richtigerer Anwendung und Dosierung keine unerwünschten Nebenwirkungen, denn sie haben völlig andere Wirkmechanismen im menschlichen Körper.

10 Unterschiede der Wirkmechanismen von Medikamenten und Biofaktoren im menschlichen Organismus muss man kennen

Medikamente

Medikamente sind Fremdstoffe, nur jeweils auf eine Funktion ausgerichtet und haben viele Nebenwirkungen. Beispielsweise Blutdrucksenker sind nur auf die Senkung des Blutdrucks ausgerichtet. Nebenwirkungen: Schwindel, Benommenheit, Allergien, Hautreaktionen, Übelkeit, Durchfall, Verstopfung, Reizhusten, Ödeme.

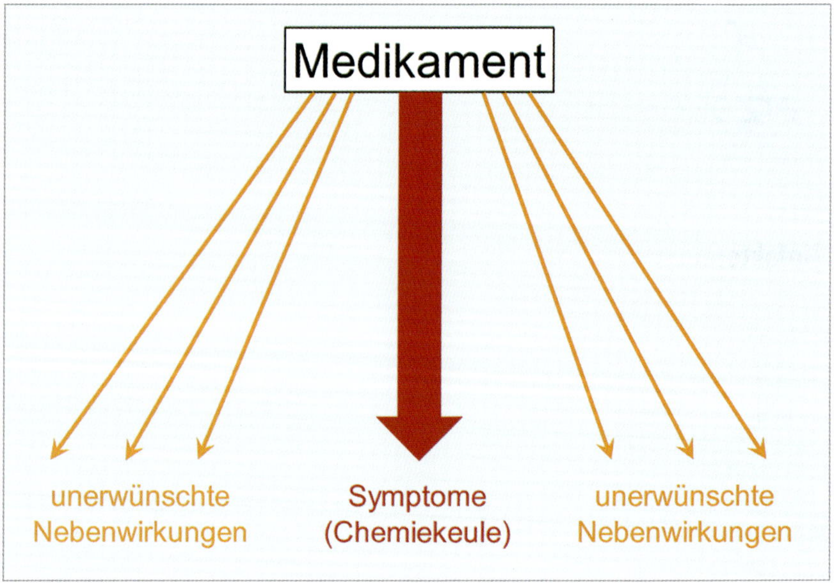

Abbildung 2: Lesen Sie bitte die Beipackinformationen unter Überschrift „Nebenwirkungen" [Hecht Archiv]

Biofaktoren

Biofaktoren fügen sich naturgemäß in die Körperfunktionen ein. Sie üben gleichzeitig zahlreiche Funktionen aus. Zum Beispiel Magnesium ist an mehr als 300 Enzymreaktionen beteiligt und wirkt gesundheitsfördernd auf das Immunsystem, das Herz-Kreislauf-System, auf das Nervensystem, auf den Stoffwechsel u. a.

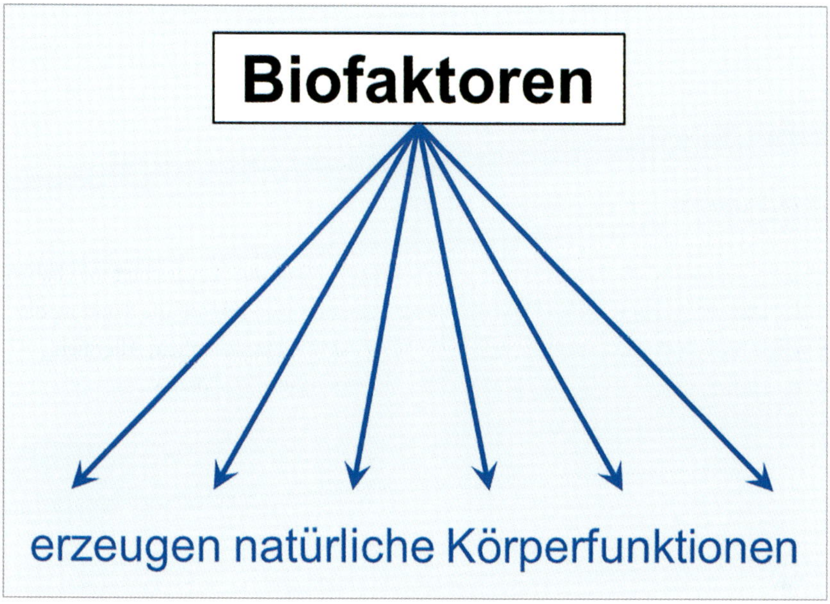

Abbildung 3: Biofaktoren haben bei richtiger Dosierung keine unerwünschten Nebenwirkungen

[Hecht Archiv]

Biofaktoren haben übergreifende gleiche Funktionen.

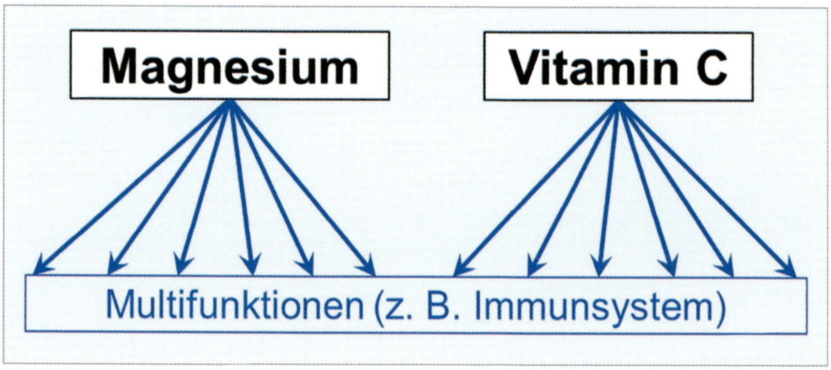

Abbildung 4: Biofaktoren ergänzen oder unterstützen sich gegenseitig, z. B. bewirkt Magnesium eine stark verbesserte Bioverfügbarkeit für das Vitamin C. Siliziumdioxid und Vitamin C verstärken sich gegenseitig beim Knochen- und Knorpelaufbau.

[Hecht Archiv]

11 Medikamente und Biofaktoren vertragen sich nicht – Medikamente blockieren die Wirkung der Biofaktoren

Nicht selten sagten mir Patienten „Das Magnesium oder der Zeolith hat bei mir nichts bewirkt". Meine Gegenfrage: „Nehmen Sie auch gleichzeitig Medikamente?" Antwort: „Ja, mehrere!" und dann kommt die Aufzählung von 4-8 Medikamenten. Da kann kein Biofaktor wirken.

Medikamente verhindern die Wirkung von Biofaktoren. Die Gesellschaft für Biofaktoren hat eine Liste aufgestellt, aus der hervorgeht, dass verschiedene Medikamente die Wirksamkeit von Biofaktoren verhindern. Die Liste habe ich etwas modifiziert. Sie werden staunen! Die Liste befindet sich im Anhang von Teil 1.

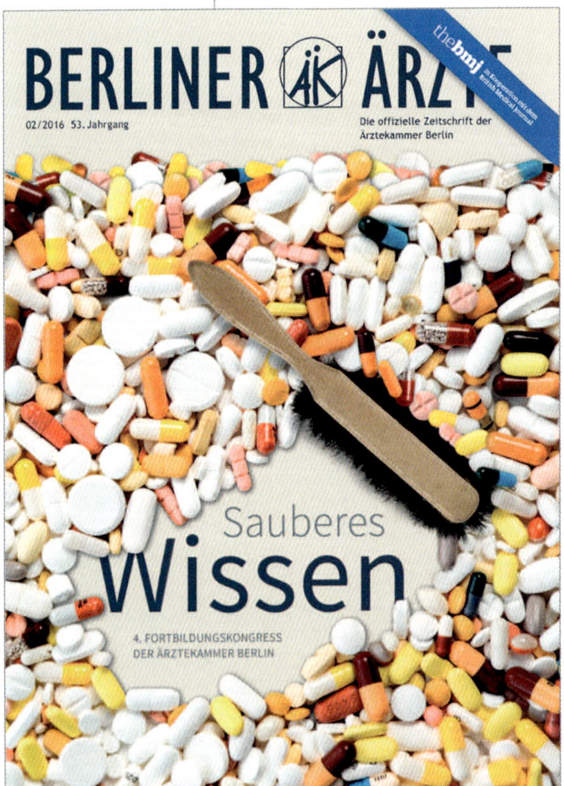

12 Ärztliche Entscheidung: Biofaktoren oder Biofaktoren-Räuber (Medikamente)

Wenn man die Listen der Biofaktoren-Räuber zur Kenntnis nimmt, muss ärztlicherseits entschieden werden, wann wie viele Medikamente verordnet werden sollten und wann man den Mangel an lebenswichtigen Biofaktoren durch Zufuhr der fehlenden Stoffe beseitigt.

Die Gesundheit (nach WHO-Definition) der Patienten muss den Vorrang haben. Dazu ist sauberes Wissen für alle, für Ärzte und Patienten, erforderlich, wie es das Titelblatt der Zeitschrift „Berliner Ärzte" 02/2016 fordert. Die Krankenkassen könnten davon profitieren.

13 Umweltgifte verkürzen das Leben – Nur giftfrei ist ein gesundes langes Leben möglich

Wer gesund bleiben möchte und sich ein langes Leben wünscht, muss immer frei von Giften sein. Ein Experiment des französischen Nobelpreisträgers Prof. Dr. Alexis Carrel (1873-1944, Nobelpreis 1912) zeigt uns, dass ein gesundes langes Leben nur dann möglich ist, wenn sich keine „Gifte" oder wie er feststellte keine giftigen Stoffwechselendprodukte in unserem Körper befinden. Carrel hatte embryonale Hühnerzellen in einer Lösung bewahrt, in der die entsprechenden Naturstoffe enthalten waren. Um die Stoffwechselabbauprodukte zu beseitigen, wechselte er täglich die Lösung. Während Hühner normalerweise ca. 7 Jahre leben, lebten diese Hühnerzellen 29 Jahre. Sie hätten sicherlich noch länger gelebt, wenn nicht ein Assistent von Prof. Dr. Alexis Carrel vergessen hätte, die Lösung täglich zu erneuern. **Das war das Grundlagenexperiment für die Detoxhygiene = Entgiftung des Körpers**.

Carrel folgerte aus seinen Beobachtungen, dass bei Beseitigung der Abbauprodukte (im Sinne einer Entgiftung) der Alterungsprozess verhindert werden kann. Carrel vertrat die Auffassung, dass das Altern durch die Ansammlung von Schadstoffen im Organismus ausgelöst wird. Carrel Erkenntnisse wurden später von Ärzten wiederholt bestätigt: Entgiften gehört zu einer gesunden Lebensweise.

14 Umweltgifte sind überall auf unserem Planeten. Sonderbericht des Europäischen Rechnungshofes (2018)

Die Umwelt auf unserem Planeten ist voller Gifte, die die Gesundheit der Menschheit schädigen. Gifte sind überall: in der Luft, im Wasser, in den Böden, in der Nahrung und in den Arzneimitteln.

Als Beispiel möchte ich Ihnen einen Sonderbericht des europäischen Rechnungshofs vorstellen, der aufgrund von Analysen scharfe Kritik an den Verantwortlichen für die Luftreinheit in ihren Ländern Europas übt [2018]. Dieser Bericht wurde von Kammer I unter Vorsitz von Herrn Nikolaos A. Milionis, Mitglied des Rechnungshofs, in ihrer Sitzung vom 11. Juli 2018 in Luxemburg angenommen und vom Präsidenten Klaus-Heiner Lehne unterschrieben. Der Sonderbericht trägt die Überschrift:

„Luftverschmutzung: Unsere Gesundheit ist nach wie vor nicht hinreichend geschützt“. Der Sonderbericht wird mit folgender Präambel eingeleitet:

Aus dem Bericht: *„Luftverschmutzung wirkt sich äußerst schädlich auf die Gesundheit der Bürger in Europa aus. Übermäßig hohe Konzentrationen von Luftschadstoffen – beispielsweise Staubpartikel, Stickstoffdioxid und Ozon – kosten jährlich etwa 400 000 Menschen vorzeitig das Leben. Seit rund 30 Jahren gelten in der EU-Rechtsvorschriften zur Luftreinhaltung, in denen Grenzwerte für Luftschadstoffkonzentrationen festgelegt sind. Trotzdem ist die Luftqualität in den meisten EU-Mitgliedstaaten und in zahlreichen europäischen Städten heutzutage häufig immer noch schlecht. Der Europäische Rechnungshof stellte fest, dass die Bürger Europas nach wie vor schädlicher Luft ausgesetzt sind, was in erster Linie auf die schwachen Rechtsvorschriften und die unzulängliche Umsetzung der Politik zurückzuführen ist. Die Empfehlungen des Hofes sollen zur Stärkung der Luftqualitätsrichtlinie und zur Förderung weiterer wirksamer Maßnahmen der Europäischen Kommission und der Mitgliedstaaten, einschließlich einer besseren Koordinierung der Politik und Unterrichtung der Öffentlichkeit, beitragen.“*

15 Europäischer Rechnungshof: Wesentliche gesundheitliche Auswirkungen der Luftverschmutzung in Europa

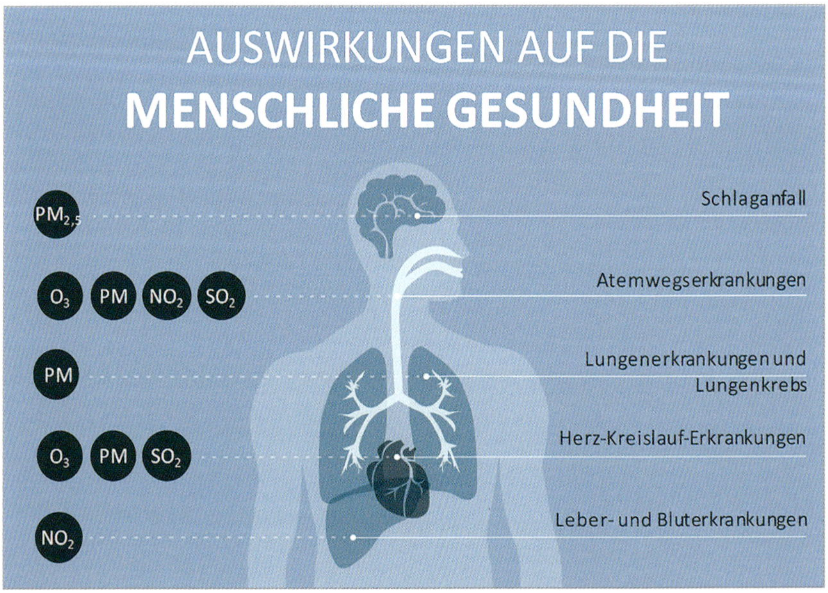

Abbildung 5: EUA und WHO

[http://www.who.int/mediacentre/factsheets/fs313/en/] [Sonderbericht Europäischer Rechnungshof 2018].

PM = Feinstaub
Feinstäube sind feste oder flüssige Schwebstoffe in der Luft. Dazu gehört eine Vielzahl an Stoffen, von Meersalz und Pollen bis zu Humankarzinogenen wie Benzo[a]pyren und Ruß.
Schwebstoffe = flüssige Aerosole können auch Viren enthalten.
NO_2 = Stickoxid;
SO_2 = Schwefeldioxid
O_3 = Ozon

Europäischer Rechnungshof:

„Laut Angaben der WHO werden 80 % der vorzeitigen Todesfälle aufgrund von Luftverschmutzung durch Herzerkrankungen und Schlaganfälle verursacht, gefolgt von Lungenerkrankungen, einschließlich Krebs, und anderen Erkrankungen."

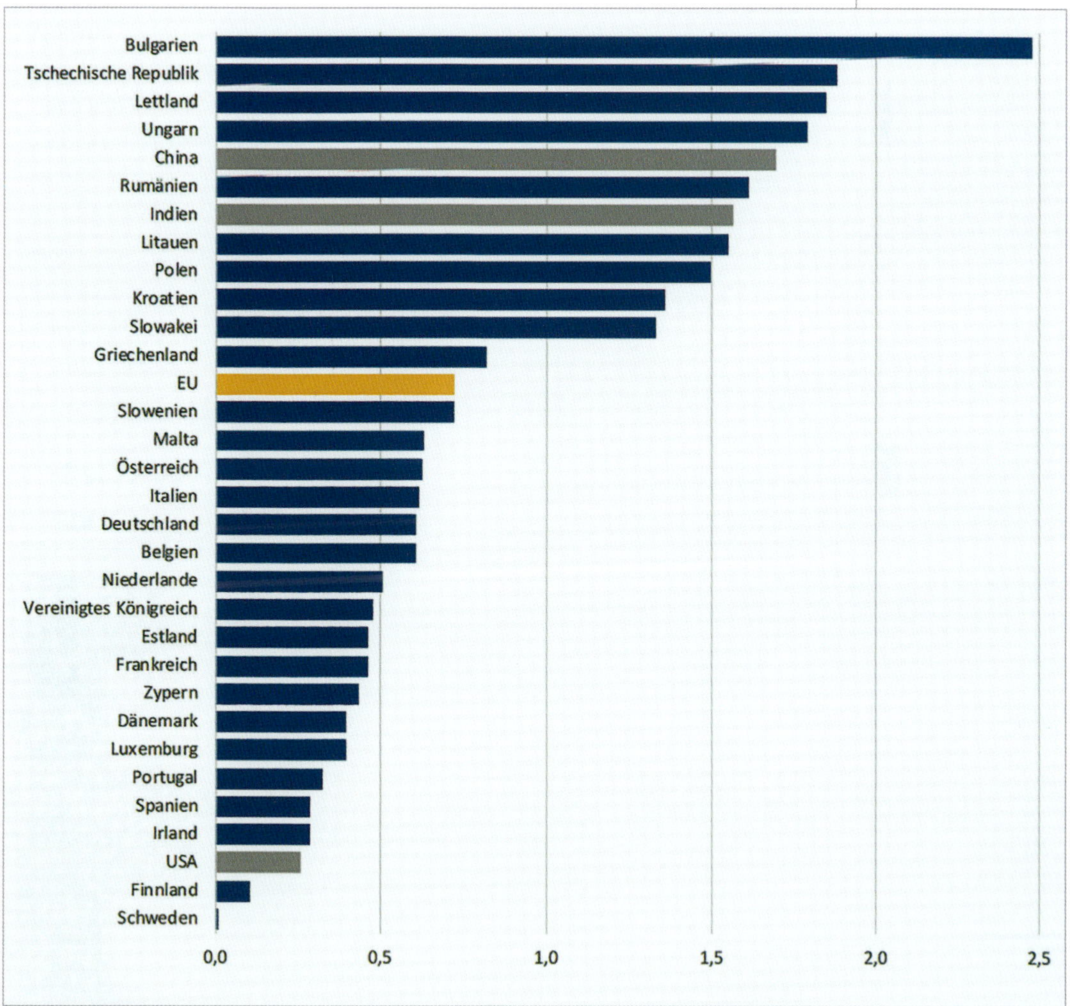

Abbildung 6:
Infolge von Luftverschmutzung eingebüßte gesunde Lebensjahre je hundert Einwohner

[Quelle: WHO, Public Health and Environment (PHE): ambient air pollution DALYs attributable to ambient air pollution; http://gamapserver.who.int/gho/interactive_Charts/phe/aap_mbD/atlas.html, 2012] [Sonderbericht des Europäischen Rechnungshofs 2018]

16 Der Europäische Rechnungshof kritisiert die Nichteinhaltung der von der WHO vorgelegten Grenzwerte in den europäischen Ländern

Abbildung 7: Lücke zwischen EU-Norm und WHO-Leitlinien [Quelle: Leitlinien der WHO für Luftqualität 2005 und Luftqualitätsrichtlinien 2008/50/EG] [Sonderbericht des Europäischen Rechnungshofes 2018]

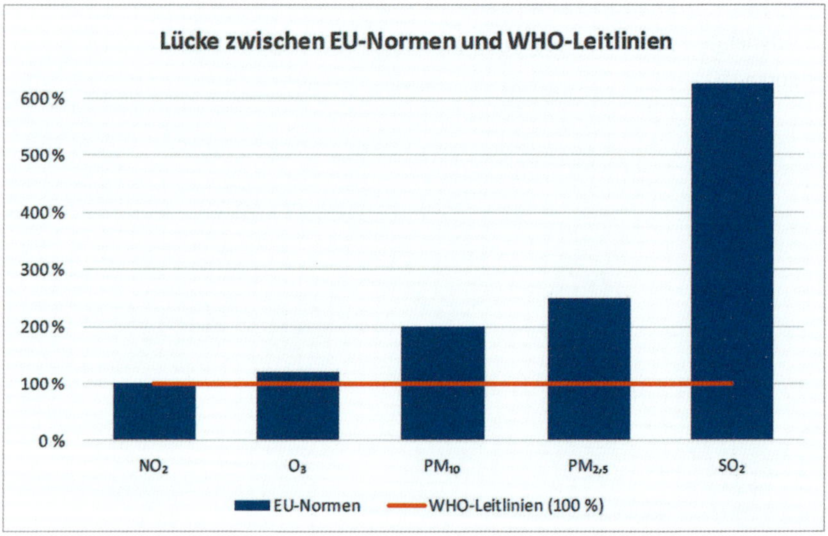

Der Europäische Rechnungshof empfiehlt: „Stärkung des öffentlichen Bewusstseins und Verbesserung der Unterrichtung der Öffentlichkeit".

17 Gifte verhindern auch die Aufnahme von Biofaktoren im menschlichen Körper

Abbildung 8: Schema zur Dysmineralose. Die eingenommenen notwendigen Mineralien können nicht im Organismus aufgenommen werden und werden wieder ausgeschieden [Hecht und Hecht-Savoley 2015]

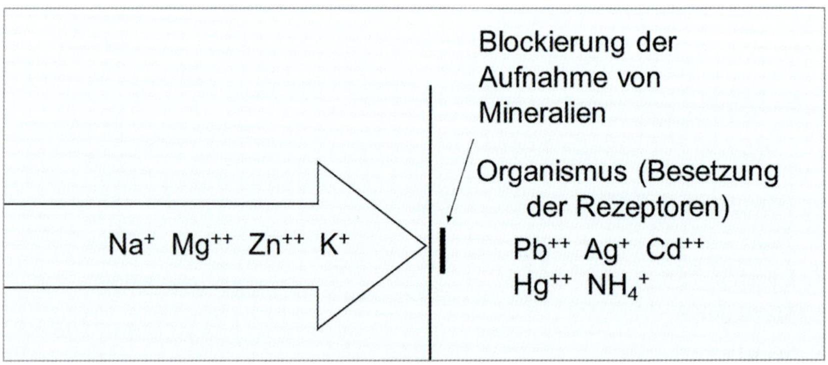

18 Ich bin giftfrei

Heute wissen wir, dass Naturzeolith, Siliziumdioxid, Montmorillonit, Vitamin C und Magnesium den Entgiftungsprozess im menschlichen Körper bewirken und somit das biologische Altern bremsen können.

Ich nehme seit über 20 Jahren täglich Magnesium, Naturzeolith und andere Biofaktoren. Meine jährlich durchgeführte Haaranalyse zeigt, dass ich giftfrei bin.

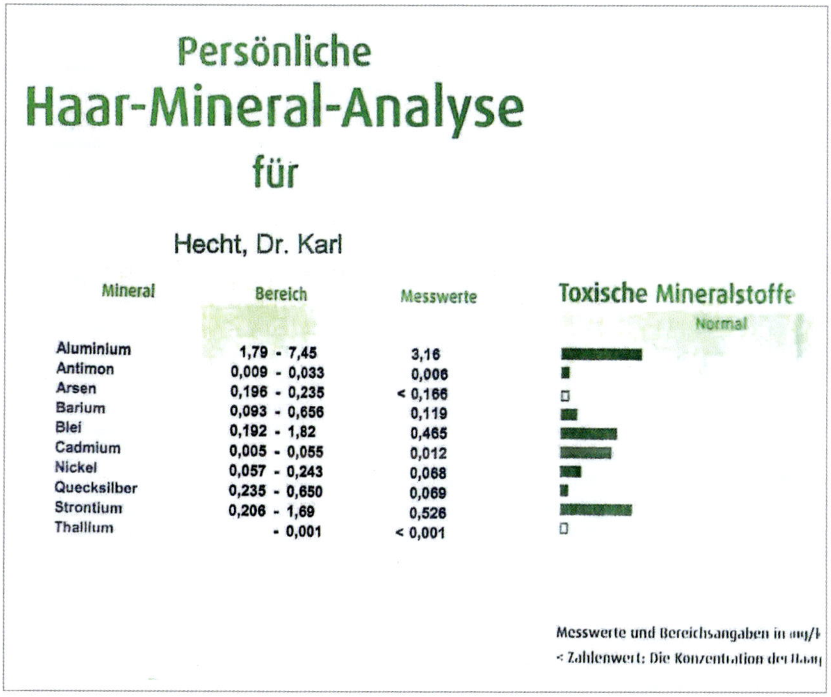

Persönliche
Haar-Mineral-Analyse
für

Hecht, Dr. Karl

Mineral	Bereich	Messwerte	Toxische Mineralstoffe (Normal)
Aluminium	1,79 - 7,45	3,16	
Antimon	0,009 - 0,033	0,006	
Arsen	0,196 - 0,235	< 0,166	
Barium	0,093 - 0,656	0,119	
Blei	0,192 - 1,82	0,465	
Cadmium	0,005 - 0,055	0,012	
Nickel	0,057 - 0,243	0,068	
Quecksilber	0,235 - 0,650	0,069	
Strontium	0,206 - 1,69	0,526	
Thallium	- 0,001	< 0,001	

Messwerte und Bereichsangaben in mg/k
< Zahlenwert: Die Konzentration der Haa

19 Grundforderung zum ärztlichen Handeln zur Erhaltung der Gesundheit der Menschen

1. **Schadstoffe (Gifte) ausführen, Entgiften**
2. **Mangel an Biofaktoren erkennen und ausgleichen durch Zufuhr**
3. **Durch naturgemäße Lebensweise Mangel an Biofaktoren vermeiden**
4. **Medikamente als Biofaktoren-Räuber ausschalten**
5. **Selbstverantwortung für das Gesundsein übernehmen**

Anhang 1:
Biofaktoren-Räuber-Tabellen

[Quelle: https://www.gf-biofaktoren.de/tipps-tests/biofaktoren-raeuber/; zum Downloaden https://www.gf-biofaktoren.de/fileadmin/gfbiofaktoren/pdfs/AM-Biofaktoren-Tabelle.pdf]

Erläuterung:
A – Biofaktor wird verstärkt ausgeschieden
R – Resorptionsstörung: die Aufnahme des Biofaktors im Magen-Darm-Trakt ist gestört
C – Antagonist: Das Arzneimittel ist Gegenspieler des Vitamins und behindert bzw. hemmt dessen Wirkung
↓ – Senkung des Biofaktorenspiegels oder der Biofaktorenfunktion
↑ – Erhöhung des Biofaktorenspiegels oder der Biofaktorenfunktion

Arzneimittelgruppe	Arzneimittel (Wirkstoff)	Mineralstoffe	Vitamine
Analgetika (Gruppe der NSAR) Antischmerzmittel	Acetylsalicylsäure, ASS	Calcium ↓ Eisen ↓ (R)	Vitamin B_{12} ↓ (R) Folsäure ↓ (R, A) Vitamin C ↓ (R, A)
Antiadiposita gegen Fettsucht	Orlistat		Vitamin A ↓ (R, A) Vitamin D ↓ (R, A) Vitamin E ↓ (R, A) Vitamin K ↓ (R, A) Carotinoide (z.B. Lycopin, Lutein) ↓ (R, A)
Antiasthmatika gegen Allergien	Kortikoide	Calcium ↓ (R, A)	Vitamin D ↓ (R, C)
	Theophyllin		Vitamin B_6 ↓ (C)
Antibiotika gegen bakterielle Infektionen	Aminoglykosid-Antibiotika (z.B. Amikacin, Gentamicin, Tobramycin)		Magnesium ↓ (R, A) Calcium ↓ (A) Kalium ↓ (A)
	Aminoglykosid-Antibiotikum Neomycin	Magnesium ↓ (R) Calcium ↓ (R) Kalium ↓ (R)	Vitamin B_{12} ↓ (R) Vitamin A ↓ (R) Vitamin K ↓ (R)
	Chloramphenicol (Reserve-Antibiotikum)		Vitamin B_{12} ↓ (R) Vitamin C ↓ (A)
	Tetrazykline (Breitband-Antibiotika z.B. Doxycyclin, Tetrazyklin)	Magnesium ↓ (R) Calcium ↓ (R) Kalium ↓ (R) Eisen ↓ (R) Zink ↓ (R)	
	Isoniazid		Vitamin B_6 ↓ (C)
	Penicillin	Kalium –	
	Rifampicin	Calcium –	
	Cotrimoxazol (Trimethoprim und Sulfamethoxalol)		Folsäure ↓ (C)

Arzneimittelgruppe	Arzneimittel (Wirkstoff)	Mineralstoffe	Vitamine
Antidepressiva und Neuroleptika gegen Depressionen und andere psychische Erkrankungen	Lithium	Iod ↓ (R)	
	selektive Serotonin-Wiederaufnahmehemmer (SSRI): Citalopram, Fluoxetin, Sertralin	Calcium ↓	Vitamin D ↓
Antidiabetika gegen Diabetes mellitus	Insulin-Sensitizer	Calcium ↓	Vitamin D ↓
	Metformin		Vitamin B_{12} ↓ (R) Folsäure ↓ (R)
Antiepileptika gegen Epilepsie	Carbamazepin / Valproinsäure / Primidon	Calcium ↓ (R) Magnesium ↓ (R)	Folsäure ↓ (R) Vitamin B_6 ↓ (R) Vitamin B_{12} ↓ (R) Vitamin D ↓ (A, C)
	Phenytoin	Calcium ↓ (R) Magnesium ↓ (R)	Vitamin B_1 ↓ (R) Folsäure ↓ (R) Vitamin B_6 ↓ (R) Vitamin B_{12} ↓ (R) Biotin ↓ (R) Vitamin D ↓ (A, C)
	Phenobarbital (langsam wirkendes Barbiturat)	Calcium ↓ (R) Magnesium ↓ (R)	Vitamin B_1 ↓ (R) Folsäure ↓ (R) Vitamin B_6 ↓ (R) Vitamin B_{12} ↓ (R) Biotin ↓ (R) Vitamin D ↓ (A, C)
Antihypertonika gegen Herz-Rhythmusstörungen	ACE-Hemmer (z.B. Captopril)	Magnesium ↓ (A) Zink ↓ (R, A) Kalium ↑ Lithium ↑	
	Dihydralazin (Vasodilatator, v. a. bei Hypertonie in der Schwangerschaft)		Vitamin B_6 ↓ (C)
	Methyldopa		Vitamin B_{12} ↓ (R)
	Sartane (Angiotensin-II-Rezeptor-Antagonisten)		Kalium ↓
Antikoagulanzien Blutverdünnung	Heparin	Calcium ↓ (R)	Vitamin D ↓ (R)
Antimykotika gegen Pilze	Amphotericin B	Magnesium ↓ Calcium ↓ Zink ↓	

Arzneimittelgruppe	Arzneimittel (Wirkstoff)	Mineralstoffe	Vitamine
Anti-Parkinson-Mittel	L-Dopa / Carbidopa-Gel (intestinale Applikation)		Vitamin B_6 ↓ (R) Vitamin B_{12} ↓ (R) Folsäure ↓ (R)
Antiphlogistika Entzündungshemmer	Ibuprofen, Indometacin	Kalium ↑	
Antirheumatika gegen Herz-Rhythmusstörungen	Methotrexat	Magnesium ↓ Zink ↓	Vitamin B_{12} ↓ (R) Folsäure ↓ (C)
	Sulfasalazin		Folsäure – (R)
	Penicillamin (auch bei Morbus Wilson und Schwermetallvergiftungen)	Magnesium ↓ Zink ↓	Vitamin B_6 ↓ (R, C)
Antituberkulotika gegen Tuberkulose	Isoniazid		Vitamin B_6 ↓ (C) sekundär: Niacin ↓ Vitamin D ↓ (R)
	Rifampicin		Vitamin D ↓ (R)
	Ethambutol	Zink ↓ (R, A)	
Anxiolytika, Sedativa Mittel zur Beruhigung und zur Krampflösung	Benzodiazepine (z.B. Diazepam, Lorazepam)		Vitamin D ↓
	Narkotika (z.B. Propofol, Ketamin)		Vitamin C –
	Barbiturate (z.B. Phenobarbital)	Calcium ↓ (R) Magnesium ↓	Vitamin B_1 ↓ (R) Folsäure ↓ (R) Vitamin B_6 ↓ (R) Vitamin B_{12} ↓ (R) Biotin ↓ (R) Vitamin C ↓ (R) Vitamin D ↓ (A, C)
	selektive Serotonin-Noradrenalin-Wiederaufnahmehemmer (SSNRI): Venlafaxin	Magnesium ↓ (R)	
Bronchodilatatoren zur Bronchenerweiterung	Kortikosteroide inhaliert	Calcium ↓ (RA) Kalium ↓	Vitamin D ↓ (R, C)
Diuretika Entwässerungsmittel	Thiazide (z.B. Hydrochlorothiazid)	Magnesium ↓ (A) Kalium ↓ (A) Calcium ↑ (R, A) Zink ↓ (A)	Vitamin B_1 ↓ (A) Vitamin B_6 ↓ (A) Vitamin B_{12} ↓ (A) Folsäure ↓ (A)
	Schleifendiuretika (z.B. Furosemid)	Magnesium ↓ (A) Kalium ↓ (A) Calcium ↓ (A) Zink ↓ (A)	Vitamin B_1 ↓ (A) Vitamin B_6 ↓ (A) Vitamin B_{12} ↓ (A) Folsäure ↓ (R, A, C)

Arzneimittelgruppe	Arzneimittel (Wirkstoff)	Mineralstoffe	Vitamine
Diuretika Entwässerungsmittel (Fortsetzung)	Kaliumsparende Diuretika (z.B. Triamteren)	Zink ↓ (A)	Vitamin B_1 ↓ (A) Vitamin B_6 ↓ (A) Vitamin B_{12} ↓ (A) Folsäure ↓ (C)
	Spironolacton	Kalium ↓	
Gichtmittel	Allupurinol	Eisen ↑	
	Colchicin	Calcium ↓ Kalium ↓ Magnesium ↓	Vitamin B_{12} ↓ (R)
Gynäkologika und Sexualhormone	Orale Kontrazeptiva („Pille"): Estrogene, Progesteron	Magnesium ↓ (R, A) Calcium ↓↑ Zink ↓ (A) Eisen ↑	Vitamin B_2 ↓ Vitamin B_{12} ↓ (R) Folsäure ↓ (R, A) Vitamin C ↓ (R)
Immunsuppressiva Verminderung des Immunsystems	Azathioprin		Folsäure ↓ (R)
	Ciclosporin A	Magnesium ↓ (A) Kalium ↓↑ (A)	
	Rituximab	Magnesium ↓ (A) Kalium ↓ (A)	
Kardiakag Herzfunktion stärkendes Mittel	Herzglykoside (Digitalispräparate wie Digoxin, Digitoxin)	Magnesium ↓ (A) Kalium ↓↑ (A)	Vitamin B_1 ↓ (R, A)
	Calcium-Antagonisten		Folsäure ↓
Kortikosteroide Hormontherapie	Glukokortikoide	Calcium ↓ (R, A) Magnesium ↓ (A) Kalium ↓ (A) Zink ↓ (A)	Vitamin C ↓ (R, A) Vitamin D ↓ (C) durch Calcium-Mangel
Lipid- und Cholesterinsenker Senkung des Fettstoffwechsels und des Cholesterins	Colestyramin	Magnesium ↓ Calcium ↓	Vitamin A ↓ (R) Vitamin D ↓ (R) Vitamin E ↓ (R) Vitamin K ↓ (R) Vitamin B_{12} ↓ (R) Folsäure ↓ (R) Vitamin C ↓ (R) bei Lebererkrankungen
	Nicotinsäure		Vitamin B_6 ↓ (C)

Arzneimittelgruppe	Arzneimittel (Wirkstoff)	Mineralstoffe	Vitamine
Magen-Darm-Therapeutika	Antazida mit Al-/Mg-hydroxid	Eisen ↓ (R) Calcium ↓ (R) Magnesium ↑ (R) Zink ↓ (R) Kupfer ↓ (R) Phosphor ↓ (R)	Vitamin B_{12} ↓ (R) Folsäure ↓ (R)
	Natriumbicarbonat	Zink ↓ (R)	Folsäure ↓ (R) Vitamin B_{12} ↓ (R)
	Protonenpumpenhemmer (z.B. Omeprazol, Pantoprazol)	Magnesium ↓ (A) Calcium ↓ Eisen ↓ (R) Zink	Vitamin B_{12} ↓ (R) Folsäure ↓ (R) Vitamin D ↓ Vitamin C ↓ (R)
	H_2-Antagonist Cimetidin	Zink ↓ (R) Eisen ↓ (R) Calcium ↓ (R)	Folsäure ↓ (R) Vitamin B_{12} ↓ (R) Vitamin D ↓ (R)
	H_2-Antagonist Famotidin	Zink ↓ (R) Eisen – (R) Calcium – (R)	Folsäure ↓ (R) Vitamin B_{12} ↓ (R)
	Sulfasalazin (chronisch entzündliche Darmerkrankungen)		Folsäure ↓ (R, C)
	Laxanzien (Abführmittel; Langzeitanwendung)	Magnesium ↓ (A) Kalium ↓ (A) Natrium ↓ (A) Calcium ↓ (A) Zink ↓ (A)	Folsäure ↓ (R)
Zytostatika Mittel zur Behandlung von Krebskrankheiten	Antimetabolite Methotrexat, Pemetrexat	Magnesium ↓ Zink ↓	Folsäure ↓ (C) Vitamin D ↓
	Antimetabolit Capecitabin		Vitamin B_6 ↓
	Antimetabolit 5-Fluorouracil (5-FU)		Vitamin B_1 ↓ (R, C) Niacin ↓ (R) Vitamin D ↓ (R)
	Rituximab	Magnesium ↓ (A) Kalium ↓ (A)	

Teil 2

Biofaktoren und ihre Wirkungen

Beim Älterwerden immer jung bleiben

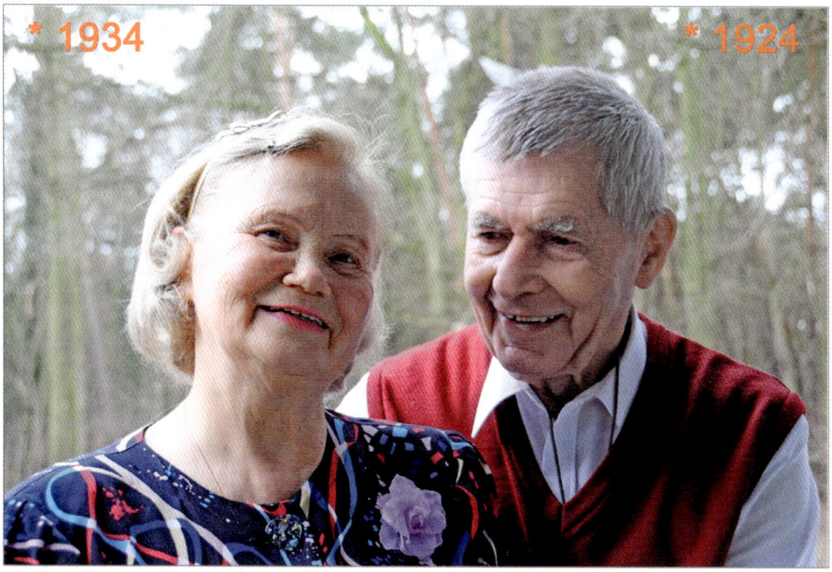

Prof. Dr. med. habil. Karl Hecht und Ehefrau Elena
[Foto: Andrea]

Im zweiten Teil dieses Buchs werden die Biofaktoren und ihre Wirkungen ausführlich beschrieben, die ich sei Jahren für mich und meine Frau verwende.

Gleichzeitig verzichten wir auf die Arzneimittel der klassischen Medizin.

Diese Biofaktoren werden einzeln in abgeschlossenen Kapiteln dargelegt. Daraus ergeben sich innerhalb der Texte Wiederholungen in den verschiedenen Kapiteln. Es gibt natürlich noch mehr Biofaktoren, die man verwenden könnte. Hier sollen aber nur diese angeführt werden, die ich selbst jahrelang regelmäßig angewendet habe.

1 Magnesium – das Salz der Ruhe. Gesunder Schlaf, stressgeschützt, immunstark

1.1 Das Salz der Ruhe

Magnesiumsalze zählen neben dem Siliziumdioxid zu den wichtigsten Mineralien für alle Lebewesen, besonders aber für den Menschen. Studien aus aller Welt zeigen, dass Magnesium an einer Vielzahl von Stoffwechselprozessen beteiligt ist.

In der Antike wurde das Magnesium als das Salz der inneren Ruhe bezeichnet und in verschiedenen Formen erregten oder schlafgestörten Patienten verordnet.

Da Magnesiumsalze seit Urzeiten als „die Salze der inneren Ruhe" bezeichnet werden, ist einem gestressten Menschen, ob Kind, Jugendlicher, Erwachsener oder Mensch im Seniorenalter die tägliche Einnahme eines Magnesiumsalzes und gleichzeitig auch die Anwendung von Magnesiumchlorid-Öl oder ultrakolloidalem Magnesiumchlorid durch Besprühen der Haut zu empfehlen.

In den 80er Jahren des vergangenen Jahrhunderts habe ich an der Berliner Charité das Schlaflabor gegründet. Da ich den Patienten keine suchterzeugenden Schlafmittel verabreichen wollte, gab ich hohe Dosen von Magnesiumsalzen (Magnesiumorotat und Magnesiumoxid). Bald fanden die Patienten damit zur inneren Ruhe und zum erholsamen Schlaf. Unter den Patienten waren auch Leistungssportler, denen ich zu einem besseren, erholsameren Schlaf verhelfen konnte.

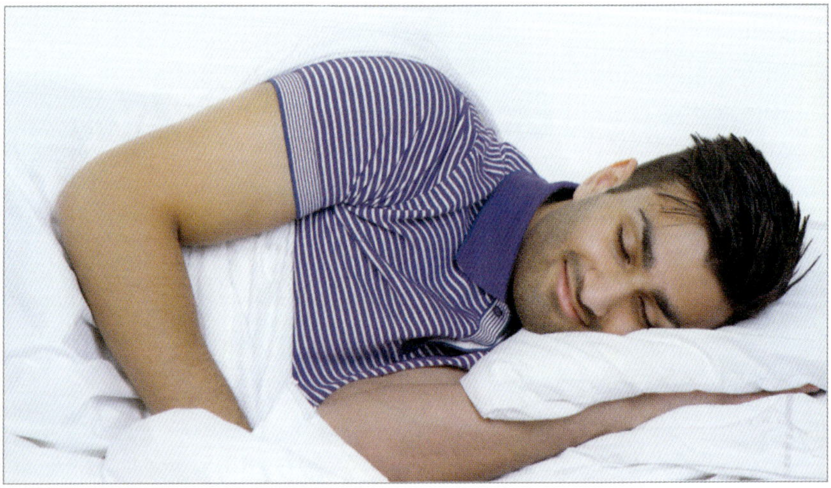

Abbildung 9: Mit Magnesiumsalzen schläft man gut und erholsam [Foto: Ferreira und Hecht 2017]

1.2 Magnesiumsalze – ihre Wirkung im menschlichen Körper

Magnesium ist im menschlichen Körper in über 37.000 Eiweißbildungsfunktionen eingebunden und Aktivator von über 300 Enzymen. Fehlt das Magnesium, dann entstehen nicht nur Krämpfe, sondern Störungen der gesamten Stoffwechselregulation, die sich in vielen Symptomen äußern.

1.3 Was kann das Magnesiumsalz im menschlichen Körper bewirken?

Ein kurzer Überblick in Schlagzeilen über zirka 40-jährige Erfahrungen mit Magnesiumsalzen in der Therapie und Prävention.

1. Magnesium ist neben dem Siliziumdioxid das wichtigste Mineral für alle Lebensfunktionen des Menschen, für die körperlichen und psychischen.
2. Die Bedeutung des Magnesiums für die menschlichen Körperprozesse wurde lange Zeit unterschätzt und wird es zum Teil auch noch heute. Es hat sich aber in den letzten Jahren verschiedene neue Beinamen erobert: Powermineral – Antistressmineral – Wundermineral – Mineral der inneren Ruhe – Alleskönner
3. Magnesium ist in alle Stoffwechselprozesse einbezogen. Es wird als Stoffwechselmanager unserer Zellen bezeichnet.
4. Magnesium bewirkt die elektrischen Reizleitungen in den Nerven und Muskeln. Ohne Magnesium keine Funktion des zentralen Nervensystems. Im Gehirn spielt das Magnesium eine wichtige Rolle bei der optimalen Funktionsfähigkeit der 100 Milliarden Nervenzellen. Auch für das Bauchgehirn und Herzgehirn ist Magnesium wichtig, weil es die Kommunikation zwischen Kopfgehirn einerseits und dem Herz- und Bauchgehirn andererseits gewährleistet.
5. Als Mineral der inneren Ruhe bewirkt Magnesium die Relaxation und Gelassenheit. Magnesium und Kalzium sind Gegenregulatoren. Magnesium sorgt für Ruhe, Kalzium für Erregung. Es ist wichtig, dass Magnesium im menschlichen Körper immer das Übergewicht gegenüber dem Kalzium hat.
6. Magnesium ist Energiespender für die inneren Kraftwerke der Zellen, für die Mitochondrien. Magnesium sorgt für die Energieproduktion in Nerven-, Muskel- und Herzmuskelzellen. Mit ausreichend Magnesium laufen Sportler schneller. Geht das Magnesium aus, dann tritt Energieverlust und Müdigkeit auf.
7. Magnesium ist der beste Schutzschild für das Herz und die Blutgefäße und ein natürlicher Blutdrucksenker.

8. Mit Magnesium werden Knochen und Zähne hart. Nicht Kalzium, sondern Magnesium und Siliziumdioxid verhindern Osteoporose. Kalziumzufuhr fördert die Entwicklung der Osteoporose. Es ist ein großer Irrtum der Medizin, bei Osteoporose Kalzium zu verabreichen!
9. Magnesiumchlorid ist das beste Antischmerzmittel, das beste Antistressmittel, das beste Herzstärkungsmittel, das beste Energiestimulans und das beste Schlafmittel ohne jegliche unerwünschten Nebenwirkungen.
10. Magnesium kann Diabetes mellitus verhindern.
11. Magnesium hemmt den biologischen Alterungsprozess.
12. Es stärkt das Immunsystem gegen Krebserkrankungen und Krankheitserreger.
13. Vitamin C und D werden durch Magnesiumsalze in ihrer Wirkung optimiert.
14. Auf einem Ärztekongress im Jahr 1936 in den USA, der sich mit der Rolle der Mineralien für die Gesundheit der Menschen beschäftigte, wurde auch das Magnesium als lebenswichtiges Mineral herausgestellt und über Magnesiummangel als Verursacher von menschlichen Leiden diskutiert.

1.4 Symptome des Magnesiummangels

Die Vielfältigkeit der Funktionen des Magnesiums im menschlichen Körper drückt sich bei Magnesiummangel auch in der Vielfalt der Symptome (Krankheitszeichen) aus. Diese Erscheinung wird als Multimorbidität bezeichnet.

1. Erhöhte Reizbarkeit, Konzentrations- und Gedächtnisschwäche, innere Unruhe, Geräuschempfindlichkeit, Elektrohypersensibilität, Ängste, Depression, Ohrensausen (Tinnitus). Mein Freund und Kooperationspartner in den 1970er und 1980er Jahren, Prof. Dr. Roland Fehlinger aus der neurologischen Klinik der Berliner Charité, gab die Einschätzung, dass Patienten mit Magnesiummangel über unspezifische reizbare Schwäche klagen, hinter der sich sehr häufig Depressionen, Ängste und Panikattacken verbergen.
2. Muskelkrämpfe der Waden, der Oberschenkel, der Füße und Hände, der Rippenmuskulatur, Zittern der Hände und Beine, Schwindel und Schluckbeschwerden
3. Herz-Kreislauf-Störungen, Bluthochdruck, Herzrhythmusstörungen (Herzstolpern), Tachykardien (Herzrasen), kalte Füße
4. Atemstörungen, Luftnot, plötzliches Gähnen
5. Erschöpfung: Energielosigkeit, Müdigkeit, erhöhtes Schlafbedürfnis, aber nicht schlafen können, Schlaflosigkeit, Motivationsmangel

6. Schmerzen: Kopfschmerzen und Migräne, Schulter-Nacken-Schmerzen, Rückenschmerzen, Muskelschmerzen in verschiedenen Körperregionen, Taubheitsgefühl der Hände und Füße
7. Störungen im Verdauungssystem. Nervöse Magen- und Darmbeschwerden, Magenkrämpfe, Darmkrämpfe, Verstopfung und Durchfall im Wechsel
8. Verstärkung von Allergien. Erhöhte Reaktionsbereitschaft auf Allergene
9. Menstruationsstörungen verschiedenster Art
10. Bei Kindern: ADHS = Hyperaktivität. Aufmerksamkeits-Defizit-Syndrom (Zappelphilipp), Wachstumsverzögerungen. In einer polnischen Studie wurde bei 59 % der Kinder mit ADHS Magnesiummangel nachgewiesen.
11. Tetanie: Krampfbereitschaft durch Übererregbarkeit des Nervenmuskelsystems
12. Beschleunigtes Altern: Der biologische Alterungsprozess wird beschleunigt, wenn Magnesium fehlt.

Besonders empfindlich gegenüber Magnesiummangel sind das Nervensystem und die Psyche, das Immunsystem, das Herz und die Bauchspeicheldrüse.

1.5 Magnesiummangel – ein Problem der heutigen Weltbevölkerung

Studien der letzten Jahrzehnte verweisen aber auch auf einen weltweit bestehenden Mangel an diesem lebenswichtigen Mineral. Dieser äußert sich in einer Unzahl von Krankheitssymptomen sowie chronischen Beschwerden, welche die körperliche und geistige Lebensqualität teilweise erheblich einschränken können [Classen et al. 1986].

In den USA sollen mindestens 75 % der Bevölkerung an Magnesiummangel leiden (Untersuchungen des US-Landwirtschaftsministeriums an 37.699 Personen). In Deutschland betroffen sind 26 % der Männer, 29 % der Frauen, 50 % der Jugendlichen (14-19 Jahre) und über 50 % der Menschen im Seniorenalter. Studien aus anderen Ländern zeigen ähnliche Ergebnisse: In Frankreich leiden 72 % der Erwachsenen, in Kanada 75 % der Jugendlichen, in Deutschland 56 % der Erwachsenen und 36 % der Jugendlichen und weltweit 1-2 % der Bevölkerung an einer angeborenen Magnesiummangelerkrankung, in Fachkreisen auch als Hypomagnesiämie bezeichnet.

Die Magnesiummangelerkrankung wird unterschätzt. Die Vielfältigkeit der Funktionen des Magnesiums im menschlichen Körper drückt sich bei Magnesiummangel auch in der Vielfalt der Symptome (Krankheitszeichen) aus.

Da die Medizin auf ein Krankheitssymptom ausgerichtet wird, kennen viele Ärzte die Magnesiummangelerkrankung nicht.

1.6 Ursachen des Magnesiummangels

1. Genetische Ursache: Diese beziehen sich auf die eingeschränkte Aufnahme des Magnesiums über die Darmschleimhaut und das vermehrte Ausscheiden des Magnesiums durch die Nieren (mindestens 1-2 % der Bevölkerung sollen davon betroffen sein).
2. Nichtaufnahme des Magnesiums im Darm: Aufgenommene Magnesiumsalze aus der Nahrung und als Biofaktoren werden zum größten Teil wieder ausgeschieden, weil durch die heutige Ernährung die Darmschleimhaut geschädigt ist und das Mineral nicht aufnimmt [Ziskoven 1997a und b].
3. Blutwerte sind unsicher: Der Magnesiummangel lässt sich nur schwer durch Werte im Blut bestimmen und so kann ein Magnesiummangelkranker anhand der Blutdaten als gesund ausgewiesen werden.
4. Magnesiumfresser schaffen Magnesiummangel: Die größten „Magnesiumfresser" im Organismus sind der Stress, Medikamente und der Alkohol. Sie entnehmen dem menschlichen Körper Unmengen von Magnesium.
5. Wenig Magnesium in den Nahrungsmitteln: Die Nahrungsmittel enthalten aufgrund der Industrialisierung der Landwirtschaft nur noch wenig Magnesium, das für die Funktionen des Menschen nicht ausreicht.

Die Nahrungsmittel sind in den letzten 100 Jahren an Magnesiumsalz verarmt. 1909 nahm eine Person in Deutschland im Durchschnitt 48 mg Magnesium mit der Nahrung auf – 1985 waren es 22 mg.

1.7 Magnesiumexperten erheben Anklage gegen Unterschätzung der Magnesiummangelerkrankung

Prof. Dr. Dierck-Hartmut Liebscher, der Vorsitzender der Selbsthilfeorganisation „Mineralbalancen" ist, schätzt die heutige Situation der Magnesiummangelerkrankung wie folgt ein: „Sowohl das Magnesiummangel-Syndrom wie auch die Magnesiummangel-Tetanie sind ausführlich in der Literatur beschrieben, nur in den Lehrbüchern für Studenten und Allgemeinmediziner ist die Darstellung mangelhaft bis unzureichend. Man findet im Allgemeinen keinen Hinweis

- auf die notwendige Diagnose des klinischen Bildes,
- auf Häufigkeit und klinische Bedeutung der Krankheit,
- auf die genetische Disposition und Vererbbarkeit.

Es ist die Erfahrung der Mitglieder unserer Selbsthilfegruppe, dass Magnesiummangel in der praktischen Medizin nicht die sachgemäße Aufmerksamkeit findet."

Die meisten der Magnesiummangel-Patienten erleiden über viele Jahre eine Odyssee von einem Spezialisten zum anderen, bevor die Ursache ihrer Beschwerden gefunden wird. Diese Patienten sind immer in Gefahr, als Hypochonder, Hysteriker und Neurotiker klassifiziert und entsprechend behandelt zu werden.

Schon 1986 wurden im Mag-Bull 8(198), S. 41-45 Empfehlungen einer Expertenkommission der Gesellschaft für Magnesiumforschung mit dem Titel: „Magnesium: Indikationen zur Diagnostik und Therapie in der Humanmedizin" veröffentlicht, die heute, 30 Jahre später, an hoher Aktualität gewonnen haben.

1.8 Allerneueste wissenschaftliche Erkenntnisse: Das Immunsystem benötigt unbedingt Magnesium

Im Januar 2022 erregte folgende Pressemitteilung der Universität Basel die Aufmerksamkeit der Mediziner:

„Magnesium ist essenziell (wichtig) für das Immunsystem, auch im Kampf gegen Krebs. Der Magnesiumspiegel im Körper spielt eine wichtige Rolle dabei, wie gut das Immunsystem Krankheitserreger oder Krebszellen bekämpfen kann: Eine Forschungsgruppe der Universität und des Universitätsspitals Basel mit Berner Beteiligung berichtet im Fachjournal „Cell", dass T-Zellen ausreichend Magnesium brauchen, um korrekt funktionieren zu können. Die Erkenntnisse sind potenziell wichtig für Krebsbetroffene.

Magnesiummangel hängt mit verschiedenen Erkrankungen wie Infektionen und Krebs zusammen. Aus früheren Studien weiß man, dass sich Krebsgeschwüre schneller im Körper von Mäusen ausbreiten, wenn die Tiere eine magnesiumarme Ernährung erhalten. Auch ihre Abwehrkräfte gegen Grippeviren waren beeinträchtigt. Wie genau dieser Mineralstoff das Immunsystem beeinflusst, war bisher jedoch wenig erforscht.

Forschende um Prof. Christoph Hess vom Departement Biomedizin der Universität und des Universitätsspitals Basel und dem Departement Medizin der Universität Cambridge haben entdeckt, dass T-Zellen entartete oder infizierte Zellen nur in magnesiumreicher Umgebung wirksam eliminieren können. Konkret spielt Magnesium eine Rolle für die Funktion eines Oberflächen-Proteins der T-Zellen namens LFA-1.

LFA-1 funktioniert als Andockstelle, welche für die Aktivierung von T-Zellen wichtig ist. „Im Ruhezustand ist diese Andockstelle jedoch quasi zugeklappt und kann daher infizierte oder entartete Zellen nicht effizient binden", erklärt Hess.

„Hier kommt das Magnesium ins Spiel: Ist Magnesium in der Umgebung der T-Zellen in ausreichender Menge vorhanden, bindet es an LFA-1 und sorgt dafür, dass das Protein in offener Position verbleibt und somit aktiv sein kann."

Prof. Dr. Maria Luisa Balmer von der Universität Bern, Inselspital und Diabetes Center Bern ergänzt:

„Viele Leute verbinden das Spurenelement Magnesium mit seinen Effekten auf die Muskelfunktion. Diese Studie zeigt nun, dass Magnesium darüber hinaus auch fundamentale Prozesse in Immunzellen reguliert, mit relevanten funktionellen Konsequenzen. Diese Forschungsarbeit ist ein Paradebeispiel dafür, wie Erkenntnisse aus der Grundlagenforschung weitere Untersuchungen auslösen können, die direkt unseren Patientinnen und Patienten sowie auch der breiten Bevölkerung zu Gute kommen."

Aus diesen sensationellen Forschungsergebnissen ist abzuleiten:

- Für die Funktion der T-Zellen des Immunsystems ist unbedingt Magnesium erforderlich!
- Magnesium steigert die Abwehrkräfte des Immunsystems: Bei einer Immuntherapie muss gleichzeitig Magnesium zugeführt werden. Das Protein auf der Oberfläche der T-Zellen des Immunsystems wird nur mit Magnesium aktiviert und wirksam.
- Ausreichend Magnesium im menschlichen Körper kann vor Infektionserkrankungen schützen. Andere Studien haben gezeigt, dass Krebspatienten immer einen sehr niedrigen Magnesiumspiegel im Blut haben. Das ist ein Zeichen dafür, dass das Magnesium im Körper aufgebraucht ist.
- Mit ausreichend Magnesiumapplikation wäre die sogenannte Covid-19-Pandemie längst (ohne Impfung) überwunden!

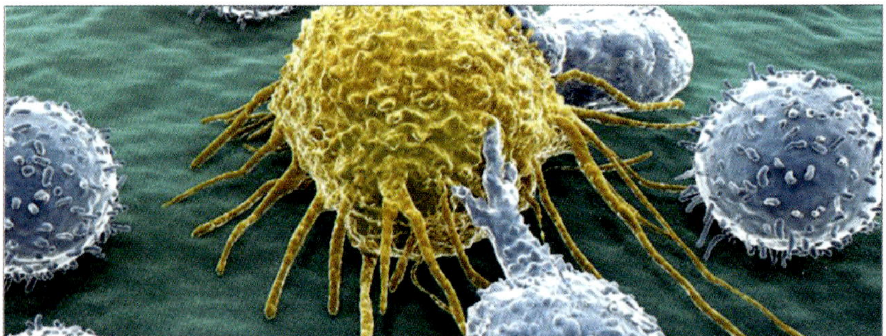

Abbildung 10: Die T-Zellen unseres Immunsystems können Krankheitserreger und Krebszellen laut einer aktuellen Studie nur effektiv bekämpfen, wenn ausreichend Magnesium vorhanden ist

[Bild: Juan Gärtner/stock.adobe.com; Heilpraxis 20.01.2022]

1.9 Wie soll der tägliche Magnesiumbedarf mit der Nahrung gedeckt werden?

Als magnesiumreiche Nahrungsprodukte werden angeführt: Nüsse, Hirse, Leinsamen, Haferflocken, Vollkornreis, Bananen, Datteln, Kakao (dunkle Schokolade), Buchweizen, weiße Bohnen, Sesam, Sonnenblumenkerne, Kürbiskerne, Spirulina.

Heute gewährleisten höchstens Bioprodukte die Charakterisicrung „magnesiumreich". Die Nahrung kann heute den Magnesiumbedarf nicht decken.

1.10 Welches Magnesium soll eingenommen werden, um den Bedarf zu decken?

Es gibt eine Reihe von Magnesiumsalzen, also Verbindungen von Magnesium und anderen Elektrolyten oder Molekülen. Die gebräuchlichsten sind:

- Magnesiumoxid
- Magnesiumcarbonat
- Magnesiumzitrat
- Magnesiumorotat
- Magnesiummalat
- Magnesiumglycinat

Selbst habe ich Magnesiumoxid und Magnesiumorotat bevorzugt; für meine Patienten und für mich. Die Magnesiumsalze werden als Pulver, Tabletten und auch als Kapseln angeboten. Man sagt orale Einnahme, das heißt Einnahme über den Mund.

In den USA werden 1200 mg/Tag zusätzlich zu dem mit der Nahrung Aufgenommenem empfohlen. In Großbritannien 700 mg/Tag. Die WHO (Weltgesundheitsorganisation) gibt 400-500 mg/Tag an.

Erfahrene Ärzte mit der oralen (durch den Mund eingenommenen) Applikation von Magnesiumsalzen empfehlen eine Dosis so hoch wie möglich. Kriterium für eine zu hohe Dosierung ist das Auftreten von Durchfall. Wenn dieser auftritt, mit der Dosis heruntergehen. Ich habe das auch immer früher so empfohlen und dabei keine Komplikationen erlebt.

1.11 Dosierung für Magnesiumsalze als Pulver oder Tablette

Es gibt aber ein Problem bei peroraler Einnahme. Die Einnahme von Magnesium in Tabletten- und Pulverform hat in den letzten Jahrzehnten zu einer verminderten Bioverfügbarkeit geführt. Störungen und Erkrankungen des Darms durch nicht artgerechte Ernährung und/oder Medikamente sind die Ursache dafür.

Ausweg: Transdermale Applikation!

Die Applikation auf die Haut mittels Spray mit Magnesiumhydrochlorid, auch Magnesiumchlorid-Öl genannt.

1.12 Transdermale Applikation von Magnesiumchlorid

Eine neue Applikationsform und ein neues gut wirksames Magnesiumsalz: Das Magnesiumchlorid

Magnesiumchlorid ist ein natürliches Magnesiumsalz. Magnesiumchlorid entstammt nur dem Zechsteinmeer. Magnesiumchlorid kommt in 1600-2000 m Tiefe als natürliche Quelle und in reiner Form aus dem ehemaligen Zechsteinmeer vor.

Das Zechsteinmeer, das vor 250 Millionen Jahren ausgetrocknet ist, erstreckte sich von Nordengland über Deutschland bis nach Russland. Während der Austrocknung haben sich die verschiedenen Mineralien in Schichten abgelagert.

Wir kennen in Deutschland die Kalibergwerke, die Kalisalze des Zechsteinmeers ausweisen, aber kaum Magnesiumchlorid enthalten.

Die größten Magnesiumchloridablagerungen befinden sich in den Niederlanden. Dort kommt das reine 100 %ige Magnesiumchlorid vor. Das Magnesiumchlorid wird als Salz (Flocken, Flakes), vor allem aber als sogenanntes Magnesiumchlorid-Öl gewonnen. Eine 1982 entwickelte Technologie pumpt Wasser (70 °C) in die Magnesiumchloridschicht, welche sich auflöst und als 31 %ige Lösung als eine gebrauchsfertige Lösung gefördert, in Sprayflaschen gefüllt und in Apotheken und Reformhäusern angeboten wird. Es ist als Magnesiumöl zertifiziert. Real ist es aber kein Öl, sondern ein Sol. Wenn man diese Magnesiumchloridlösung zwischen die Finger nimmt, fühlt es sich wie Öl an, ebenso wenn man es auf die Haut bringt.

Es soll noch erwähnt werden, dass Magnesiumchlorid auch im Toten-Meer-Salz enthalten ist. Gegenüber dem Zechsteiner 100 %igen Magnesiumchloridsalz enthält das Tote-Meer-Salz nur 59 % reines Magnesiumchlorid.

Das seit 1982 erhältliche Magnesiumchlorid-Öl hat innerhalb von 10 Jahren in breiten Kreisen der Bevölkerung in den Industriestaaten große Beliebtheit erlangt.

Warum? Wenn es auf die Haut des Körpers aufgetragen wird, gelangt es sehr schnell unter Umgehung des Verdauungskanals in das flüssige Bindegewebe (extrazelluläre Matrix) und von da unmittelbar in die Zellen. Da sich das flüssige Bindegewebe durch den ganzen Körper (ubiquitär = überall) zieht, kann es nicht nur auf der applizierten Stelle wirken, sondern wird schnell im ganzen Körper verteilt.

1.13 Wie gelangt das Magnesiumchlorid über die Haut zu den Zellen?

Wir wissen, dass Schweiß, der durch die Haut vom Gewebe nach außen kommt, salzig schmeckt. Untersuchungen des Schweißes zeigten, dass Schweiß häufig viel Magnesiumsalze, aber auch Kalium-, Natrium-, Kalzium- und andere Salze enthält. Wenn Magnesium von innen nach außen durch die Haut gelangt, muss logischerweise auch der umgekehrte Weg möglich sein.

Diese Möglichkeit wird auch durch die Arzneimittelproduzenten genutzt, die transdermale Applikationssysteme in Form von Pflastern entwickelt haben und so langsam über längere Zeit die Arzneimittel zuführen.

Die Haut bietet drei Transportwege für die Zufuhr von Magnesiumchlorid

1. Transzellulär = durch das Zellinnere
2. Interzellulär = durch die Zwischenräume der Zellen
3. Transglandulär = durch die Schweißdrüsen Transfollikulär = durch die Haarfollikel

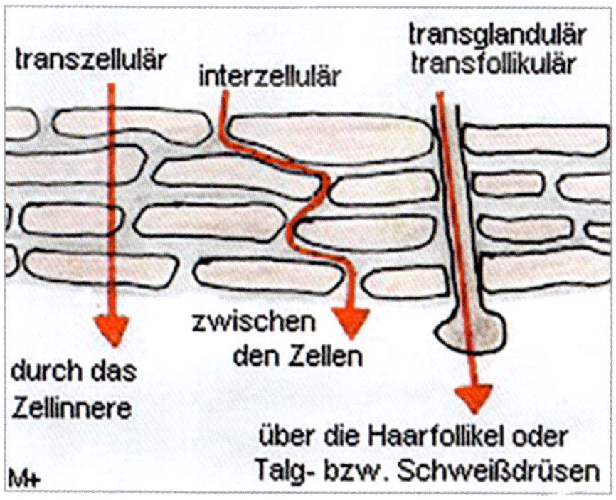

Abbildung 11: Mögliche Transportwege des Magnesiumchlorids durch die Haut

[Quelle: http://www.medizinfo.de/arzneimittel/resorption/transportwege_haut.shtml]

1.14 Ultrakolloidales Magnesiumchlorid – was ist das?

Ja, das gibt es. Die Herstellung erfolgt in der Weise, dass 300 g Zechsteiner Magnesiumchloridkristalle und 1500 ml tridestilliertes Wasser, 4-fach kolloidiert, zusammen zu einem flüssigen Kolloid hergestellt werden. Im Ergebnis dieses Herstellungsprozesses entsteht eine 16,5 %ige kolloidale Magnesiumchlorid-Flüssigkeit, die in Sprühflaschen gefüllt wird. Dieses wird als ultrakolloidales Magnesiumchlorid bezeichnet. Produziert von Firma Levaquell (W. Rummel, Schwarmstedt).

Bei Anwendung des Zechsteiner Magnesiumöls stellten wir fest, dass es bei hautgesunden Menschen mit unterschiedlichen Hautfarben (Deutsche, Türken, Inder) keine Hautunverträglichkeiten ausweist, aber in dieser Konzentration den gleichen Effekt ausweist, wie das 31 %ige Zechsteiner Magnesiumchlorid-Öl.

Ultrakolloidales Magnesiumchlorid hat den Vorteil, dass es den kolloidalen Eigenschaften der Körperflüssigkeiten entspricht und somit sofort von der Haut über das flüssige Unterhautbindegewebe in die Körperfunktionen integriert wird. Blut, Schweiß, Tränen, Lymphe, Verdauungssäfte, Schleim, Urin, alle diese Flüssigkeiten sind kolloidaler Natur. Wie überhaupt die gesamte Natur kolloidal alle Lebensprozesse gewährleistet. Dem ultrakolloidalen Magnesiumchlorid ist daher eine hervorragende Bioverfügbarkeit und Bioverwertbarkeit eigen.

1.15 Wie viel ultrakolloidales Magnesiumchlorid benötigt ein Mensch täglich?

Aufgrund von praktischen Erfahrungen und Pilotstudien wird für das ultrakolloidale Magnesiumchlorid (16,5 %), das in 200 ml Spray-Glasflaschen zur Verfügung steht, für Hautgesunde ohne Medikamenteneinnahme, ohne Nikotin- und Alkoholgenuss, mit durchschnittlicher körperlicher und Stressbelastung, im Altersbereich ab 14 Jahren folgende Dosierung empfohlen:

1. Mittlere Tagesdosis zur Deckung des Bedarfs der normalen Funktionsfähigkeit:
   20-25 Pumpstöße
2. Optimale Tagesdosis zur Erhaltung der Gesundheit und zur Prävention in einer gestressten Gesellschaft:
   2 x 20-25 Pumpstöße zweimal täglich (z. B. morgens und abends)

Besprüht werden die Haut ganzkörperlich oder halbkörperlich oder großflächig die Beschwerde-Körperstellen.

Besondere Hinweise, die bei transdermaler Applikation des Magnesiumchlorids zu beachten sind:

- Nicht auf offene Wunden, erkrankte Hautstellen und Verletzungen geben
- Nicht als Aftershave verwenden
- Augen beim Besprühen schützen
- Vorsicht beim Besprühen des Gesichts. Mund und Augen geschlossen halten bzw. abdecken
- Wenn Haut vorher mit Creme, Salben, Lotionen usw. behandelt wurde, vor dem Besprühen mit Magnesiumchlorid gründlich reinigen
- Warmes Duschen und anschließendes Frottieren fördert die Aufnahme seitens der Haut
- Nicht angewendet werden soll das Magnesiumchlorid bei Störung der Nierenfunktion und bei Störung der Reizleitung des Herzens
- Die Flasche bitte vor Kinderzugriff schützen

1.16 Ein Beispiel (von vielen) soll den Effekt demonstrieren

Eine 61-jährige Frau litt seit mehr als 15 Jahren an Wadenkrämpfen, unruhigen Beinen in der Nacht. Bei kleinsten Bewegungen am Tage traten sehr schmerzhafte Krämpfe der Rippenmuskeln auf. Außerdem klagte sie über chronische Rücken-, Gelenk- und Nacken-Schulter-Schmerzen. Insgesamt war sie dauerhaft erschöpft, aber bei jedem Anlass geriet sie in heftige Erregungszustände, die meistens in depressive Verstimmungen übergingen. Infolgedessen steigerten sich die Konflikte mit ihrem Ehemann. Da ihr im Laufe der 15 Jahre kein Arzt mit Medikamenten helfen konnte, verlor sie die Lebenslust und trug sich mit Suizidgedanken.

Ich empfahl ihr Magnesiumchlorid-Öl transdermal anzuwenden. Nach zwei Wochen meldete sie sich wieder und berichtete, dass sie auf dem Wege ist, ein fröhlicher Mensch zu werden. Nur hätte sie Hautprobleme (Dauerjucken und Rötung der Haut). Ich empfahl ihr, die Magnesiumchloridkonzentration mit destilliertem Wasser zu verdünnen und nach einigen Tagen Pause mit dieser Lösung die transdermale Applikation mit Magnesiumchlorid fortzusetzen. Vier Wochen später stellte sie sich als ein nahezu von den Leiden befreiter, fröhlicher Mensch vor. Sie berichtete, dass auch die Harmonie mit ihrem Ehemann wieder stimmte. Sie war von dieser Magnesiumchloridtherapie so begeistert, dass sie täglich die transdermale Applikationsprozedur durchführte.

1.17 Ursachenforschung sinnvoller als Behandlung?

Wäre es nicht sinnvoller, nach einer Ursache der Multimorbidität zu suchen, als mit Medikamenten die Multimorbidität weiter erfolglos zu behandeln?
Könnten nicht die vielen Symptome eines von Multimorbidität befallenen Patienten vielleicht eine Grundursache haben? Der Magnesiummangel kann viele Symptome, die auch in der Multimorbidität stecken, verursachen. Das Schema in Abb. 12 soll Anregungen zum neuen Denken in der Therapie von Multimorbidität geben. Ultrakolloidales Magnesiumchlorid ist dazu besonders geeignet.

Merke! Ohne Magnesiumsalze läuft im menschlichen Körper nichts normal! Magnesiummangel macht immer krank.

Magnesiumzufuhr ist daher in der heutigen Zeit unerlässlich! Das tue ich mit ultrakolloidalem Magnesiumchlorid als Spray täglich. Ich habe daher keine Schmerzen und keine Muskelkrämpfe.

Abbildung 12: Schematische Darstellung von zwei Möglichkeiten der Therapie der Multimorbidität mit Magnesiumsalzen oder mit auf einzelne Symptome ausgerichteten Medikamenten, die teilweise Biofaktorenräuber sind

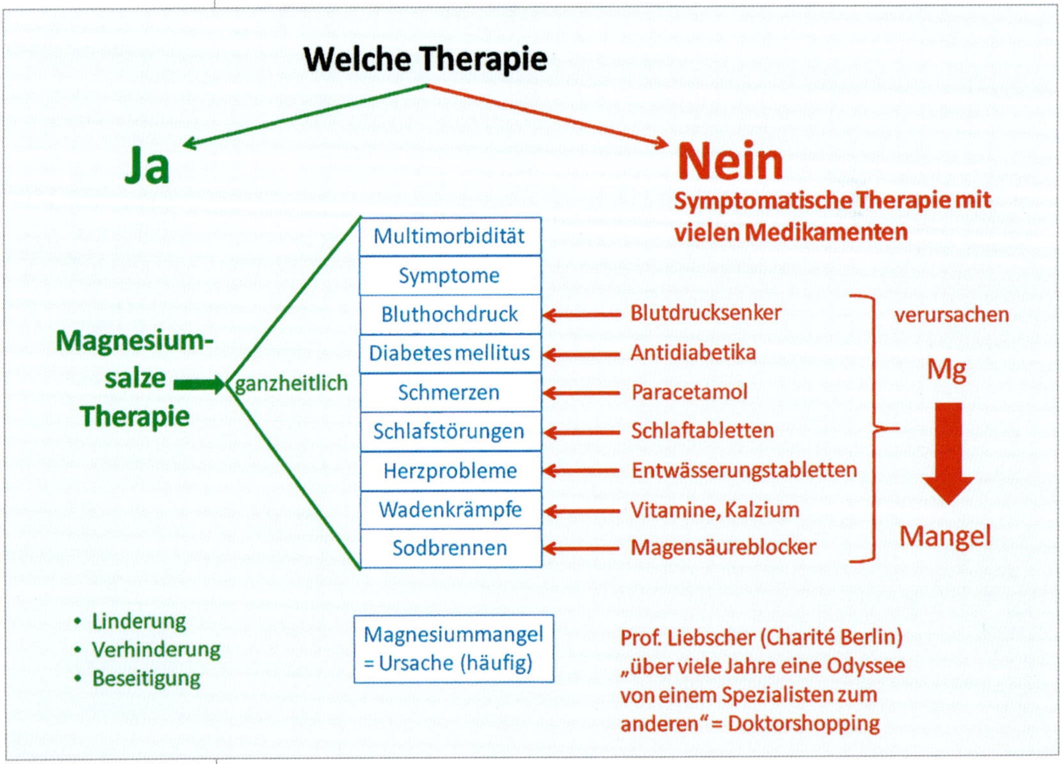

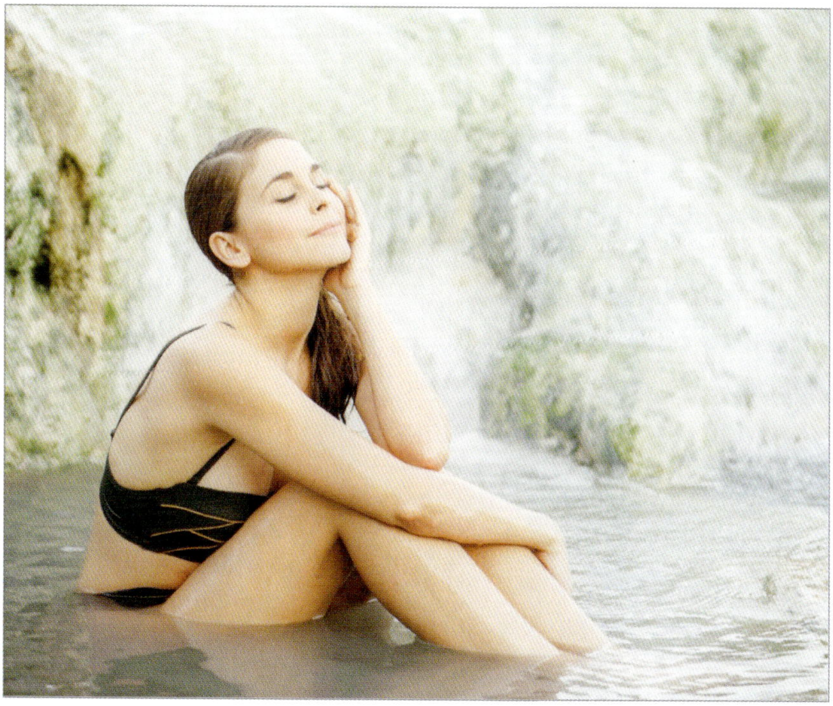

Abbildung 13:
Mit Magnesiumsalzen zur inneren Ruhe und Gesundheit
[Foto: Ferreira und Hecht 2017]

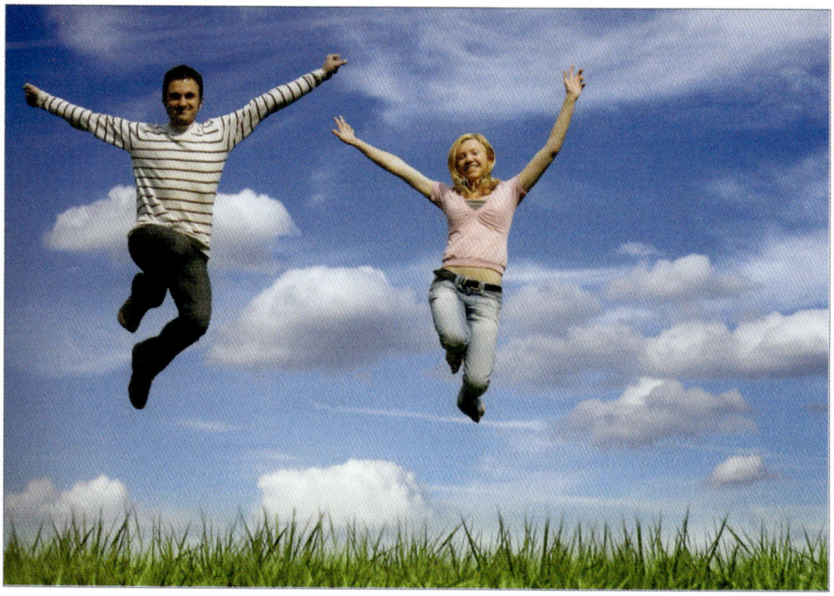

Abbildung 14:
Gesund und immunstark mit transdermaler Applikation des ultrakolloidalen Magnesiumchlorids
[Foto: Ferreira und Hecht 2017]

2 Bei Schmerzen und Krämpfen hilft Magnesiumchlorid-Öl oder ultrakolloidales Magnesiumchlorid

In Deutschland werden jährlich zirka 150 Millionen Päckchen rezeptfreie Schmerzmittel verkauft; 50 Tabletten pro Kopf. Die Pharmaindustrie hat dadurch einen Umsatz von 500 Millionen Euro. Die Verbraucher leiden aber unter schwerwiegenden Nebenwirkungen und Arzneimittelsucht (lesen Sie die Beipackzettel).

Die mehrjährige Anwendung von ultrakolloidalem Magnesium bei Patienten und an mir selbst führte zu der Erkenntnis, dass ultrakolloidales Magnesiumchlorid, als Spray auf die Haut aufgetragen, ein vorzügliches Mittel gegen Schmerzen, ganz besonders gegen Gelenk- und Muskelschmerzen, gegen Nacken-Schulterschmerzen, gegen Verletzungsschmerzen, aber auch gegen Muskelkrämpfe und gegen unruhige Beine, die im Schlaf stören, ist.

Dazu folgende Beispiele aus dem praktischen Leben.

Ein 64-jähriger Sportlehrer klagte seit Jahren nachts über Wadenkrämpfe und unruhige Beine zu leiden. Keine ärztliche Behandlung half. Ich empfahl ihm Magnesiumchlorid-Öl transdermal anzuwenden. Schon nach 2-3 Tagen hatte er keine Krämpfe mehr. Die Beine waren ruhig und er hatte einen ruhigen Schlaf. Die tägliche Anwendung der transdermalen Applikation von Magnesiumchlorid-Öl hat seine Beschwerden beseitigt. Er ist glücklich wieder ohne Beschwerden schlafen zu können.

Eine 83-jährige Frau. Seit 2013 ALS (amyotrophe laterale Sklerose, G12.2). Die ALS ist eine Erkrankung der Muskulatur, die schleichend entsteht und dann langsam verstärkend fortschreitet. Als typische Symptome werden beschrieben: schmerzlose Lähmungen der Muskeln und Erhöhung der Muskelspannung, Muskelzuckungen und manchmal auch Muskelkrämpfe. Schluck- und Sprechstörungen können auftreten. Ein besonderes Symptom: die Kraftlosigkeit der Muskulatur (wird gemessen).

Diese Patientin erhielt auf Empfehlung meines Neffen, Heilpraktiker Peter Krönert, seit Ende Juli 2017 täglich ultrakolloidales Magnesiumchlorid (16,5 %), transdermal appliziert. Tagesdosis: morgens 25 Sprühstöße, abends 25 Sprühstöße auf dem Körper verteilt.

Anfang September 2017 wurde in der neurologischen Klinik der Charité ein Zuwachs der Muskelkraft gegenüber einem Test vor der transdermalen Applikation des ultrakolloidalen Magnesiumchlorids gemessen. Die Patientin fühlt sich subjektiv besser. Das Besserfühlen steigert ihre Motivation und einen verhaltenen Optimismus.

Mein eigenes Beispiel:

Nach meiner Sturzverletzung infolge Sicht- und Atembehinderung durch meine Coronamaske mit lebensbedrohlichem Bruch der beiden oberen Halswirbel lehnte ich wegen der vielen Nebenwirkungen das Schmerzmittel ab und besprühte mich täglich 3-5 mal mit ultrakolloidalem Magnesiumchlorid. Gewöhnlich applizierte ich 20 Pumpstöße. Mit dieser Therapie war ich bis zur Heilung nach vier Monaten immer schmerzfrei. Infolgedessen war es für mich auch die Behinderung mit der Kopf-Hals-schiene besser zu ertragen. Die Ärzte wunderten sich, dass ich ohne Medikamente auskomme.

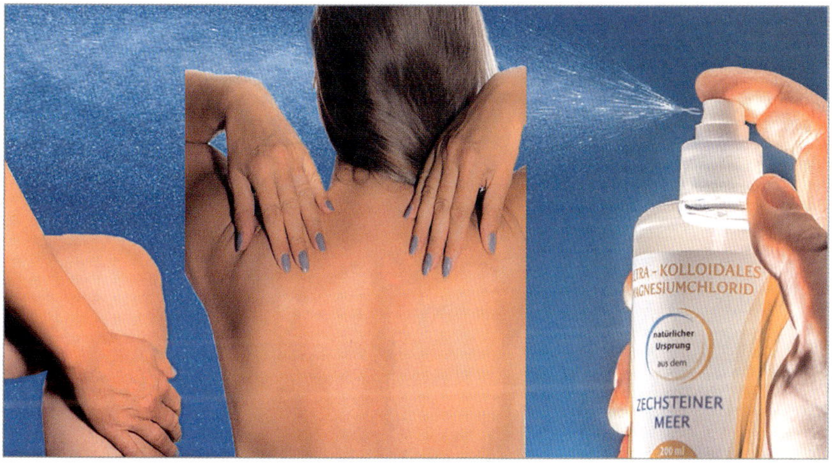

Abbildung 15: Besprühen mit ultrakolloidalem Magnesiumchlorid [Fotos: W. Rummel]

Großflächiges Besprühen mit ultrakolloidalem Magnesiumchlorid hilft bei Nacken-Schulter-Schmerzen und bei Wadenkrämpfen.

2.1 Nachfolgend noch einige aufklärende Worte zum Schmerz

Schmerzen sind unangenehme Sinnes- oder Gefühlserlebnisse. Sie können brennend, stechend, hämmernd, dauerhaft, periodisch, unerträglich auftreten.

Physiologisch ist der Schmerz eine normale Funktion. Ein Schaden-Frühwarnsystem. **Schmerz – der bellende Wachhund der Gesundheit.** Wenn Sie den bellenden Wachhund mit Schmerzmitteln zum Schweigen bringen, können die Diebe (Krankheitserreger) in den Körper gelangen.

Pathologisch: Schmerzen als Symptome von Körperveränderungen oder Begleiterscheinung von Krankheiten oder von einem ausgebildeten Schmerzgedächtnis.

Schmerz ist im Gehirn lokalisiert, Beispiel Phantomschmerz: Auch nach Amputation des Unterschenkels erlebt der Patient weiter den starken Schmerz am großen Zeh.

Schmerzende Körperstellen sind nicht immer die Ursache der Schmerzen, zum Beispiel bei Herzinfarkt schmerzt häufig der linke Arm. Ein gestörtes Körpermilieu kann die Schmerzen auslösen oder verstärken, zum Beispiel Mangel an Sauerstoff, Absenkung des pH-Werts (saures Milieu), Mangel an Mineralien, wie Magnesium, Silizium oder Vitaminmangel (z. B. B12, Folsäure, Vitamin C).

Psychische Faktoren können Schmerz verstärken oder auslösen, z. B. Nackenschmerzen (Angst sitzt im Nacken), Kopfschmerzen. Angst und Pessimismus verstärken die Schmerzen. **Die Angst macht den Schmerz schmerzhafter, zum Beispiel beim Zahnarzt.**

Völkergruppen nehmen Schmerzen unterschiedlich wahr. Europäerinnen nehmen Geburtsschmerz stark wahr. Indianerinnen und Frauen aus Ostasien empfinden nur einen geringen Geburtsschmerz. Studien bei Männern haben ergeben: Spanier und Italiener haben eine sehr starke Schmerzwahrnehmung, Amerikaner und Iren eine mittelstarke, Polen und Franzosen eine geringe.

Kopfschmerzen haben viele Ursachen: Krankheiten (Grippe, Lungenentzündung, Zähne), Stress, Computerarbeit, Smartphone-Nutzung, Ängste, Alkohol, Migräne, Schock, Bluthochdruck, Elektrosensibilität, niedriger Blutdruck.

Deshalb bitte nicht gleich eine Tablette einnehmen. Der „bellende Wachhund“ der Gesundheit wird gehemmt. Frische Luft und Arbeitspausen mit Bewegung tun gut. Bevor Medikamente gegen Schmerzen genommen werden, besser Schmerzen mit Magnesiumchlorid-Öl oder mit ultrakolloidalem Magnesiumspray lindern. Damit entgeht man auch der Gefahr der Arzneimittelsucht.

Das kann in hohen Dosen geschehen. Magnesiumchlorid ist ein Naturmittel, aber kein Medikament!

3 Naturzeolith (Klinoptilolith-Zeolith): Meister der Entgiftung

Naturzeolith kann dank seiner Eigenschaft Ionenaustausch und Adsorption (Bindung) Gifte wie Schwermetalle, Pestizide, Radionuclide u.a. unschädlich machen, neutralisieren und aus dem menschlichen Körper ausleiten. Deshalb verdient er die Bezeichnung „Meister der Entgiftung". Er kann aber noch mehr. Er kann dem Körper nach dem Entgiften fehlende Mineralien (z.B. Magnesium, Kalium) und kolloidales Silizium zuführen. Diese Doppelfunktion ist einzigartig in der Entgiftungstherapie.

3.1 Was ist der Naturzeolith?

Klinoptilolith-Zeolith ist ein mikroporöses Tuffgestein, das mit Kristallgitterkanälchen (Poren) von 0,4-0,72 nm ausgestattet ist. Diese unterschiedlichen Kanälchen können mittels Molekularsiebfunktion den selektiven Ionenaustausch gewährleisten.

Chemisch ist der Natur-Klinoptilolith-Zeolith ein stabiles Aluminiumsilikat.

Zahlreiche Untersuchungen haben nachgewiesen, dass Natur-Klinoptilolith-Zeolith völlig untoxisch ist. Er ist ebenfalls säure- und temperaturstabil.

Der Naturklinoptilolith-Zeolith besteht aus einem Anionenteil aus Silizium- und Aluminiumtetraedern, wobei gewöhnlich das Verhältnis von Silizium zu Aluminium 4:1 bis 8:1 beträgt und einem Kationenteil. Die Kationen wie Na^+, Ca^{++}, Zn^{++}, Mg^{++}, K^+ u. a. befinden sich in den Kristallgitterkanälchen.

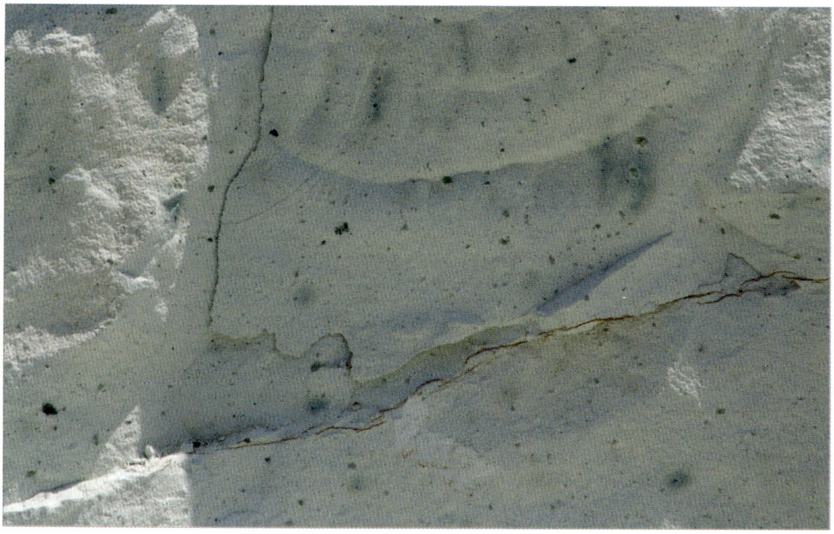

Abbildung 16: Nahaufnahme der Abbauwand bei Gördes [Archiv Hecht]

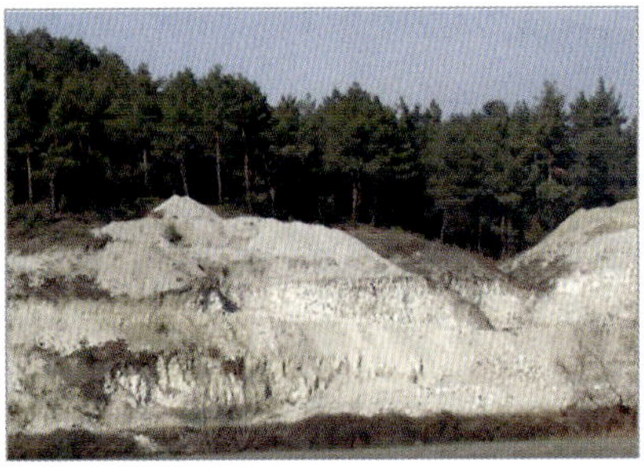

Abbildung 17: Abbaugebiet des Klinoptilolith-Zeolith bei Gördes (Westtürkei) [Archiv Hecht]

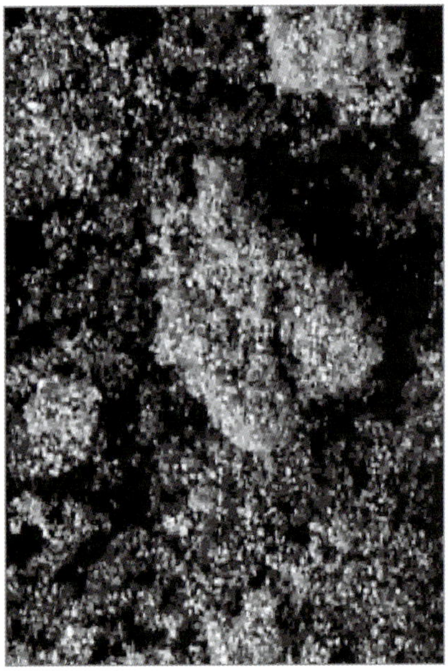

Abbildung 18: Natur-Klinoptilolith-Zeolith-Körnchen von ca. 10 µm Durchmesser in 300-facher Vergrößerung [modifiziert nach Pavelič et al. 2004]

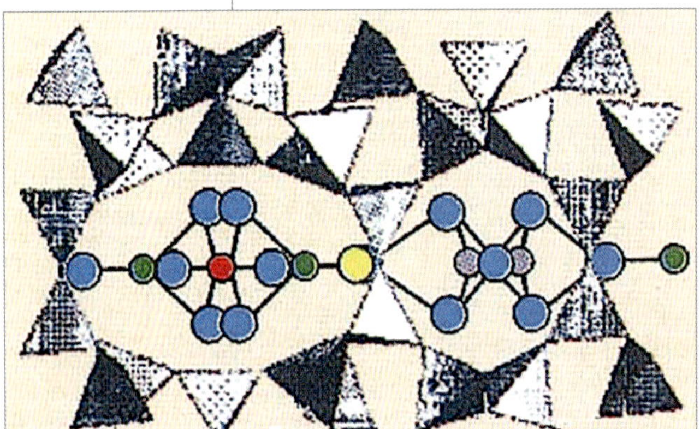

Abbildung 19: Kationenteil: Schemazeichnung von den Mikroporen (Kristallgitterkanälchen) des Natur-Klinoptilolith-Zeoliths, in denen sich die Kationen befinden. [modifiziert nach Belizkiy und Novoselov 2006 von Hecht und Hecht-Savoley 2008].

3.2 Von der Grobstruktur zur Feinstruktur des Klinoptilolith-Zeoliths

Mit speziellen Mikronisierungsverfahren wird der Klinoptilolith-Zeolith zerkleinert. Wissenschaftliche Untersuchungen und praktische Erfahrungen belegen, dass eine mittlere Korngröße von zirka 7 µm im menschlichen Körper am wirkungsvollsten ist.

Die Zeolithkörnchen (siehe Abb. 18) haben eine sehr große Speicherkapazität, wie ein Schwamm. 1 g Zeolithkörnchen soll eine Oberfläche der Kristallgitterkanälchen bis zu 1000 m^2 ausweisen.

In den Kristallgitterkanälchen befinden sich Anionen Magnesium, Eisen u. a.

3.3 Klinoptilolith-Zeolith im Verdauungstrakt

Das Klinoptilolith-Zeolith-Pulver wird in ein mit ca. 300 ml trinkwarmem Wasser gefülltes Glas gegeben. Nach dem Verrühren (Verschlämmen) des Pulvers im Wasser wird die „milchige" Flüssigkeit mit einem pH-Wert von 7,2-8,0 schluckweise getrunken.

Durch Zugabe des Wassers auf das Pulver wird in den Kanälchen die Kristallflüssigkeit aktiviert, welche die Voraussetzung für den Ionenaustausch ist. Das Wasser wird von Klinoptilolith-Zeolith-Körnchen wie ein Schwamm aufgesaugt (Kapillarprinzip).

3.4 Wie soll Naturzeolith eingenommen werden?

Für die optimale Wirkung ist folgendes Einnahmeritual unbedingt zu gewährleisten:

- Ein Glas Wasser bereitstellen (trinkwarm).
- Die Pulvermenge in das Wasser einbringen.
- Mit einem Keramiklöffel zu einer Aufschwemmung (Suspension) gut verrühren.
- Eine kleine Menge von der Flüssigkeit (Suspension) (ca. 20-25 ml) in den Mund bringen. Dort für kurze Zeit festhalten und danach langsam hinunterschlucken.
- Danach erneut die Suspension umrühren und wieder eine kleine Menge Flüssigkeit in den Mund nehmen, für kurze Zeit festhalten und dann langsam schlucken.

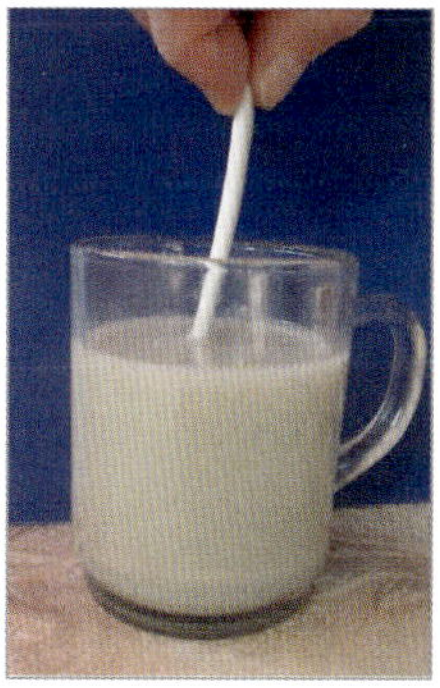

Abbildung 20: Verrühren des Zeolithpulvers zu einer Suspension mit einem Keramiklöffel [Foto: Hecht 2017]

Diese Prozedur ist so lange zu wiederholen, bis das Glas leer ist. Gewöhnlich werden aus einem Wasserglas 10-15 Portionen Suspension schluckweise eingenommen. **Außerdem sind tagsüber 2-3 Liter Wasser zu trinken.**

3.5 Welche Tagesdosis kann verwendet werden?

Die Tagesdosis für einen Erwachsenen kann 3 g betragen.

Erfahrungsgemäß ist es günstig, sie unmittelbar nach dem Aufstehen, mindestens 1/2 Stunde vor dem Frühstück oder vor der Einnahme anderer Wirkstoffe oder Genussmittel (Kaffee, Tee, Alkohol, Rauchen) einzunehmen.

Für Menschen über 50 Jahre sind 6 g/Tag empfehlenswert.

Diese Tagesdosis kann zur Hälfte auf den Morgen und zur anderen Hälfte auf den Abend verteilt werden. Der Abstand zu anderen Stoffen (Nahrung usw.) soll auch hier 1/2 Stunde betragen.

3.6 Kann man Naturzeolith mit Tees einnehmen?

Man kann Naturzeolith zum Beispiel mit grünem Tee und Kräutertees einnehmen (trinkwarm). Von schwarzen Tees und Früchtetees ist abzuraten.

3.7 Haben Naturzeolithe Nebenwirkungen?

Generell nicht. Sie sind völlig untoxisch. Gelegentlich können allerdings Obstipationen (Verstopfungen) auftreten. Das ist gewöhnlich der Fall, wenn zu wenig Wasser tagsüber getrunken wird. Wenn ausreichend Wasser getrunken wird, können Obstipationen verhindert werden. Auch Dosisreduzierung sollte in solchen Fällen erfolgen.

3.8 Welches sind die wichtigsten Funktionen des Naturzeoliths?

1. Selektiver Ionenaustausch, wodurch dem menschlichen Körper nur die und so viel Mineralien zugeführt werden, wie er sie für die systemische Regulation benötigt. Andererseits werden Schadstoffe aus dem Körper entfernt.
2. Adsorption, d. h. Bindung von Stoffen, z. B. Toxinen (Giften), die damit unschädlich gemacht werden. Beide Funktionen wirken untrennbar zusammen.
3. Zufuhr von kolloidalem Siliziumdioxid.

Das Besondere des Naturzeoliths bei der Entgiftung des menschlichen Körpers ist die Adsorption (Unschädlichmachen der Gifte), selektiver Ionenaustausch (Ausführung der Gifte) und selektive Zufuhr von benötigten Mineralien.

Die wichtigsten Eigenschaften des biogen geprägten Natur-Klinoptilolith-Zeoliths im menschlichen Organismus sind folgende:

- Adsorption
- Bindung und Unschädlichmachen von Giften, Stoffwechselendprodukten und pathologischen Fremdkörpern.
- Selektiver Ionenaustausch
- Selektive Ausleitung von Giftstoffen, pathologischen Fremdkörpern und Stoffwechselendprodukten und selektive Zufuhr von Mineralien, die sich im Zeolith befinden (kolloidales Siliziumdioxid und Anionen – Magnesium, Eisen, Natrium, Kalium u. a.)
- Antioxidantienwirkung
- Unschädlichmachen von schädlichen überschüssigen freien Radikalen (oxidativer Stress), die sonst die Körperzellen und Erbsubstanz zerstören und den Alterungsprozess beschleunigen.
- Bakterien-, viren- und pilztötende Wirkung
- Seit ich Naturzeolith einnehme, habe ich keine Grippeinfekte mehr gehabt.

- Spülung des Mundes 2-3-mal mit Naturzeolith. Schutz gegen Coronaviruserkrankung.
- Säuberung und Regulierung des Verdauungstrakts (Darm)
- Ausgleich der Säure-Basen-Funktion
- Bindung von Radionucliden (Einsatz bei den AKW-Katastrophen in Tschernobyl und Fukushima)
- Katalysatorfunktion im Organismus, zum Beispiel Unterstützung des Verdauungsprozesses nach Nahrungsaufnahme (möglichst Naturzeolith eine Stunde vor der Nahrungsaufnahme einnehmen)
- Unterstützung der Selbstregulation im gesamten menschlichen Organismus
- Aufrechterhaltung der Bioelektrizität des menschlichen Körpers durch Steuerung des Elektrolythaushalts (ionisierte Mineralien)

Naturzeolith kann nicht überdosiert werden. Er führt dem menschlichen Körper nur so viel an Mineralien zu, wie er benötigt. Der Rest wird wieder ausgeschieden.

3.9 Was ist Ionenaustausch? Wie geht er vor sich?

Ein Ionenaustausch besteht darin, dass ionisierte (elektrisch geladene) chemische Elemente von einem Medium in ein anderes überführt werden, z. B. von der Körperflüssigkeit Serum in ein Zeolithkörnchen. Ionenaustausch kann in einer Richtung, aber auch in der Gegenseitigkeit erfolgen. Die Gegenseitigkeit des Ionenaustausches vollzieht sich zwischen Zeolithkörnchen und Körperflüssigkeiten.

Obgleich der Ionenaustausch schon in der Bibel beschrieben wurde und seit zirka 100 Jahren täglich in der Technik realisiert wird, ist er vielen Menschen unbekannt. Ich möchte drei Beispiele anführen.

Erstes: Im zweiten Buch Moses der Bibel ist zu lesen: *„Da kamen sie nach Mara; aber sie konnten das Wasser von Mara nicht trinken, denn es war sehr bitter. Daher nannte man den Ort Mara. Da murrte das Volk wider Moses und sprach: Was sollen wir trinken? Er rief zu dem Herrn; und der Herr zeigte ihm ein Holz; das warf er ins Wasser, da wurde es süß.“* (Ex 15, 23-26)

Wie war das möglich? Durch das Einlegen der alten (verrottenden) Bäume, die gute natürliche Ionenaustauscher sind, wurde dem Wasser, welches Magnesiumsulfat (Bittersalz) als in der Natur vorkommendes Mineral Epsomit enthielt, Magnesiumsulfat entzogen und somit dem Wasser die Bitterkeit genommen und dieses trinkbar gemacht.

Abbildung 21: Der selektive Ionenaustausch und die Sorption mit Naturzeolith bewirkt die Detoxikation [Hecht 2019]

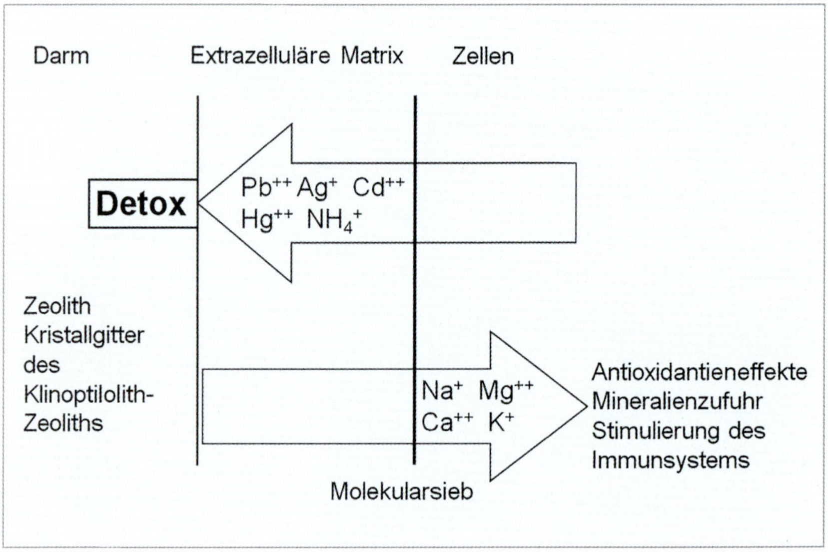

Zweitens: So wie Moses mit dem Holz das Bitterwasser durch Entzug von Magnesiumsulfat „versüßte", wird heute von der Technik mit nach Naturzeolith nachgebauten synthetischen Zeolithen das Blei dem Benzin entzogen. Wenn die Technik den Ionenaustausch des Zeoliths nicht hätte, könnte kein Auto mit bleifreiem Benzin fahren.

Drittens: Der Naturzeolith kann durch seine tuffsteinbedingten vielen Kanälchen (0,4-7,2 nm Durchmesser) selektiv nicht nur Schadstoffe aus dem menschlichen Körper entfernen, sondern diesen durch die in den Kanälchen sitzenden Mineralien optimal selektiv versorgen. Dieser Ionenaustausch vollzieht sich auf der Basis molekularer und atomarer bioelektrischer Prozesse. Das ist die Detoxfunktion des Naturzeoliths. Ähnliche Prozesse löst auch der Montmorillonit aus. Beide Silikate gewährleisten einen selektiven Ionenaustausch. Das bedeutet, dass nur die Ionen (Schadstoffe) ausgeführt werden, die müssen und nur so viele Ionen zugeführt werden, wie der menschliche Körper braucht. Aufgrund dieser Eigenschaft wird der Zeolith als „denkender Stein" bezeichnet.

3.10 Zeolithverarbeitung und -wirkung im Verdauungstrakt

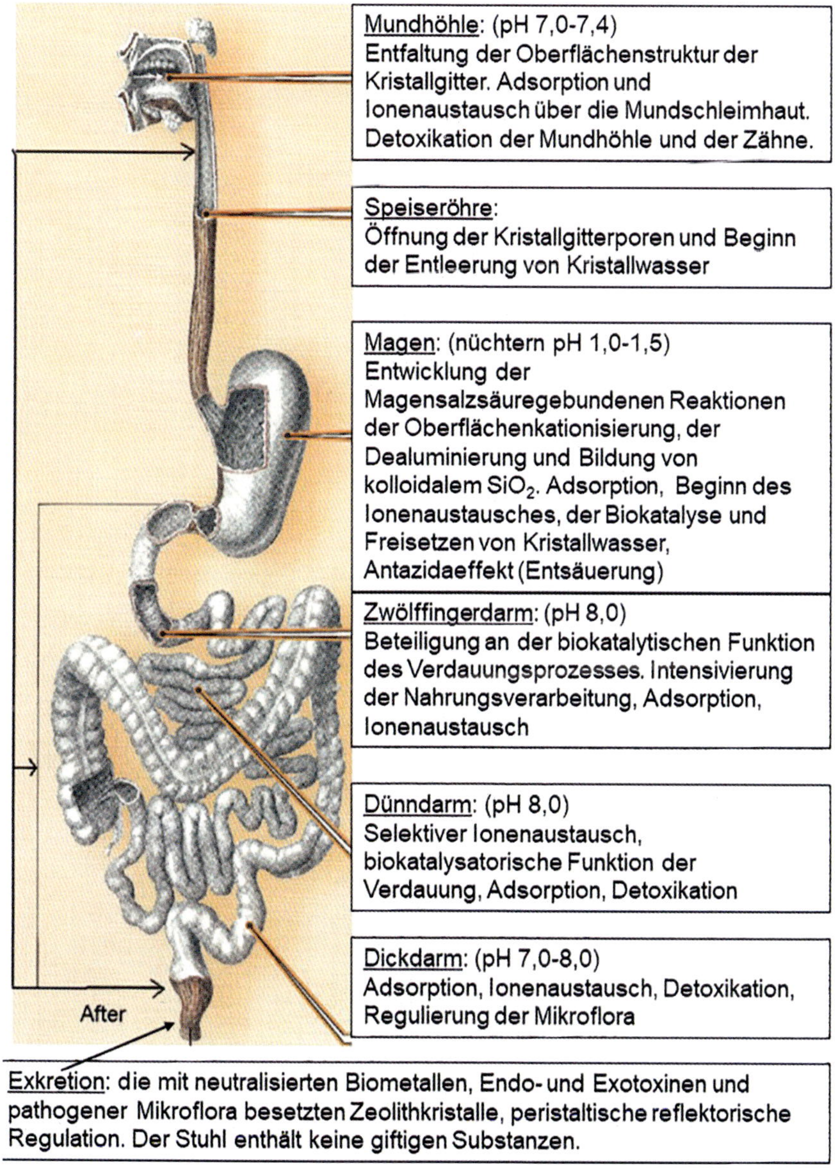

Abbildung 22
[modifiziert nach Belizkiy und Novoselov 2006]

3.11 Können Zeolithpartikel in die Organe und Zellen gelangen?

Kein Naturzeolith gelangt bei einer mittleren Korngröße von 7,0 Mikrometer in die Zelle. Die getrunkene Flüssigkeit mit Naturzeolith durchläuft den ganzen Verdauungskanal von der Mundhöhle bis zum Anus und wird wieder ausgeschieden. Die Etappen des Durchlaufs der Naturzeolithsuspension zeigen die folgenden Bilder mit isotopenmarkierten Zeolithkörnchen.

Abbildung 23: Verhalten von isotopenmarkiertem aktiviertem Klinoptilolith-Zeolith während des Durchleitens im Magen- und Darmtrakt

[Dr. Nikolai Daskaloff 2005, Quelle froximun: Auszüge vorliegender Forschungsergebnisse, November 2006, S. 41-42]

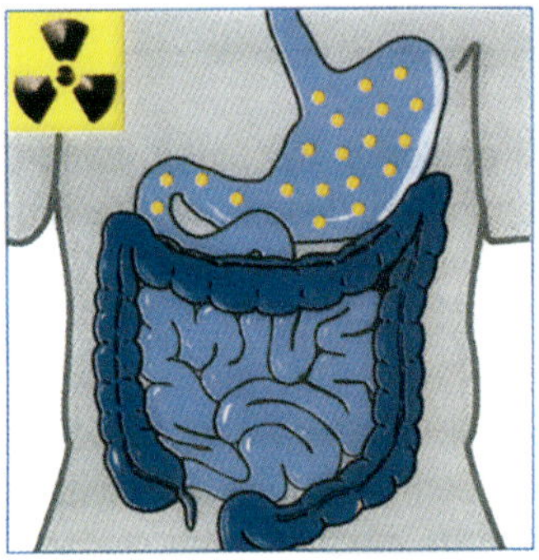

6 Minuten nach Einnahme des Zeoliths

6 Minuten nach der Aufnahme ist Strahlung im Organabschnitt des Magens und Zwölffingerdarms messbar.

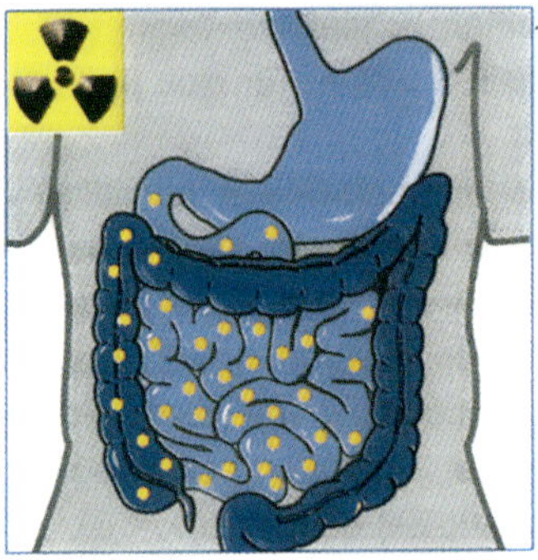

240 Minuten nach Einnahme des Zeoliths

240 Minuten nach der Aufnahme hat das mit Technetium-99m gekoppelte MAC den Magen vollständig verlassen und ist teilweise bereits bis in den Dickdarm vorgedrungen.

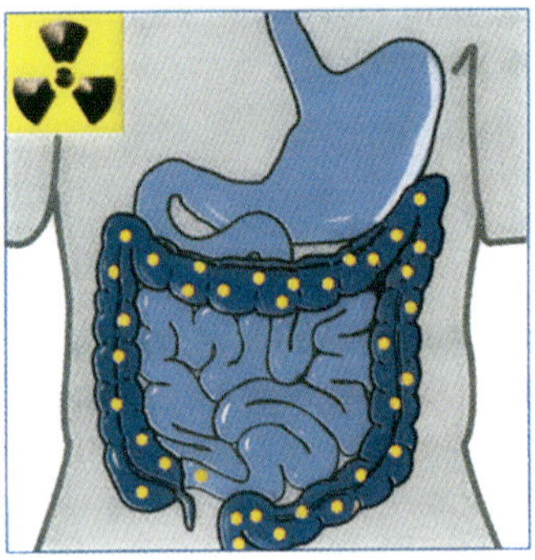

24 Stunden nach Einnahme des Zeoliths

24 Stunden nach der Aufnahme von MAC ist die Strahlung kurz vor der Ausscheidung nahezu vollständig im Abschnitt des Dick- und Mastdarm messbar.

Die Bestätigung durch die Bilder, dass Klinoptilolith-Zeolith im menschlichen Darm nicht resorbiert wird, sondern ausgeschieden wird, belegt Dr. med. Nikolai Daskaloff mittels Isotopenmarkierung des Klinoptilolith-Zeoliths (MAC).

Der Naturzeolith gelangt also in keine Organe und Zellen, wenn er die übliche Korngröße von > 1 Mikrometer hat. Nur wenn die Körner < 400 Nanometer sind, können sie die Darmwand durchdringen, wie alle Partikel von diesem Ausmaß.

3.12 Beispiel von Studien zur Ausleitung von Schwermetallen aus dem menschlichen Körper

Klinische Untersuchungen zur Ausscheidung von Schwermetallen im Urin nach Applikation von Suspensionen aus aktiviertem Klinoptilolith-Zeolith: Untersucht wurden 22 männliche Personen im Alter von 35-71 Jahren sowie eine Kontrollgruppe von 11 Personen. Die Verumgruppe erhielt 30 Tage lang täglich eine Suspension von Klinoptilolith-Zeolith. Diese Therapiedauer genügte, um bei allen Personen die Schwermetalle aus dem Körper auszuführen, sodass Werte unter dem gültigen Grenzwert erreicht wurden. Gleichzeitig erfolgte durch Ionenaustausch für den Körper die Zufuhr lebenswichtiger Kationen. Wie aus folgender Abbildung 24 hervorgeht, ist bereits nach vier Tagen der Applikation von Klinoptilolith-Zeolith-Suspension eine hohe Ausscheidungsrate an Schwermetallen erreicht worden.

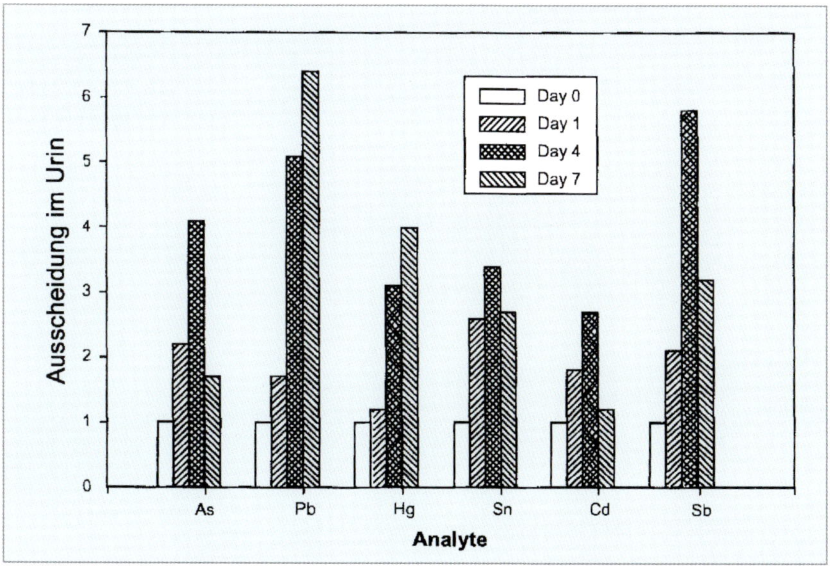

Abbildung 24: Ausscheidung von Schwermetallen im Urin nach täglicher Applikation einer Klinoptilolith-Zeolith-Suspension.
Day 0: ohne Zeolith
Day 1: Ausscheidung nach 1 Tag Zeolitheinnahme
Day 4: nach 4 Tagen
Day 7: nach 7 Tagen
As = Arsen, Pb = Blei; Hg = Quecksilber, Sn = Zinn, Cd = Cadmium, Sb = Antimon
Auffallend: die hohe Ausscheidungsrate des Bleis
[Flowers et al. 2009]

3.13 Dekontaminierung von Übermengen an Blei bei Bergarbeitern durch Natur-Klinoptilolith-Zeolith

Bei Bergarbeitern wurden erhöhte Konzentrationen von Blei im Blut festgestellt. Diese erhielten an 25 Tagen täglich 5 g Klinoptilolith-Zeolith. Die Analyse des Bleigehalts im Blut wurde mit der Massenspektrometrie mit induktiv gekoppeltem Plasma durchgeführt. Das Ergebnis ist in Abbildung 25 dargestellt.

Abbildung 25: Bleibelastung bei Bergarbeitern vor und nach der Therapie mit Klinoptilolith-Zeolith [Veretenina et al. 2003]

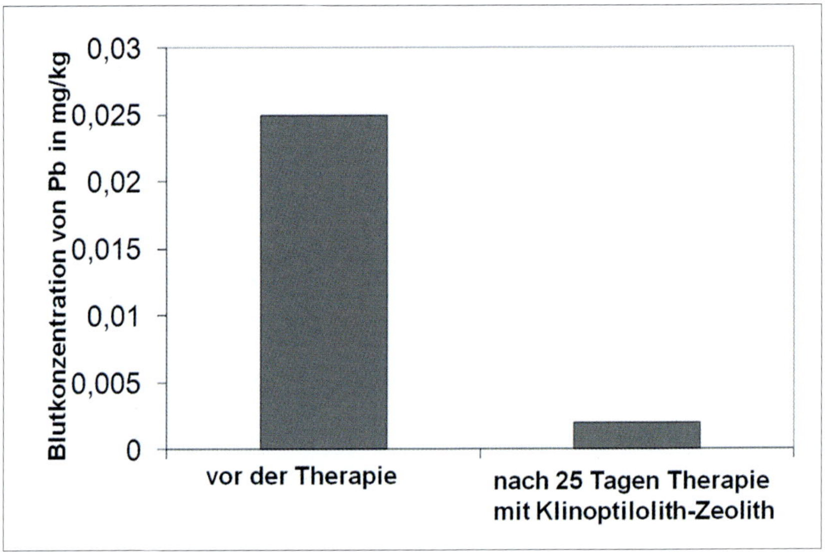

3.14 Die schleichende Vergiftung beachten und täglich entgiften

Diese Beispiele zeigen, dass Naturzeolith wirklich ein Meister der Entgiftung ist. **Es ist aber notwendig zu wissen: Umweltgifte sind ein unterschätztes Gesundheitsrisiko.**

Die gegenwärtig lebende Menschheit erlebt eine schleichende Vergiftung. Die Produktion synthetischer Chemikalien hat sich in den letzten 50 Jahren verzehnfacht. Die Gifte werden mit der Luft, mit der Nahrung, mit dem Wasser und durch Medikamente in den menschlichen Körper geschleust. Davon sind auch Politiker nicht verschont geblieben.

Das zeigten Untersuchungen der Europäischen Sektion des WWF (World Wide Fund for Nature) des Bluts und Urins. Ergebnis: von 39 Mitgliedern des Europäischen Parlaments und 14 Gesundheitsminister verschiedener europäischer Länder im Jahr 2004 ergaben bei allen 53 Untersuchten:

- 13 chemische Rückstandsprodukte von Phthalaten und Perfluorverbindungen
- 25 chemische Substanzen pur, davon waren
  - 1x Flammenschutzmittel
  - 2x Pestizide
  - 22x PCB (polychlorierte Biphenyle)

[WWF France (Hg) 2006]

Umweltverschmutzung = schleichende Vergiftung des Menschen. Die schleichende Vergiftung verläuft unbemerkt, aber Organe und Zellen werden geschädigt. Es entwickelt sich eine stille Entzündung, die das Immunsystem schwächt und das Risiko an Krebs zu erkranken erhöht.

Nach einem Bericht aus dem Jahr 2010 befinden sich in Deutschland 65.000 Chemikalien im Handel. Davon sollen 15.000 gesundheitsschädigend sein. Nur für 400 von ihnen gibt es behördlich festgelegte Grenzwerte.

Entgiftung gehört deshalb zu einer gesunden Lebensweise. Nur giftfrei kann man gesunde Langlebigkeit erlangen. Das kann ich an meinem eigenen Beispiel demonstrieren.

4 Tonmineralien – ältestes Heilmittel der Menschheit

Montmorillonite (Bentonite) sind Tonmineralien. Sie sind Schichtsilikate. Ähnlich wie der Zeolith, mit beachtlicher regulativer und heilender Wirkung im menschlichen Organismus.

Tonmineralien sind die ältesten Heilmittel der Menschheit. Sie wurden als solche im alten Ägypten, im alten Griechenland und im alten Rom angewendet.

Tonmineralien in Form von Silikaten (= Kieselsäuremineralien) haben eine kristalline Struktur. Das heißt, ihre Moleküle sind streng geordnet. Tonmineralien in Form von Silikaten (= Kieselsäuremineralien) spielen im „Kreislauf des Lebendigen" eine besondere Rolle. Sie üben physikalische und kolloidchemische Funktionen aus. Sie sollen auch bei der Entstehung des Lebens auf unserem Planeten beteiligt gewesen sein. Auch bei der Schaffung des Adam (erster Mensch) wird in der Bibel berichtet:

„Da nahm Gott, der Herr, Ton von der Erde,
formte daraus den Menschen und
blies ihm den Lebensatem in die Nase.
So wurde der Mensch ein lebendes Wesen."

Wenn der Mensch aus Ton geschaffen wurde, können logischerweise Tonmineralien als Heilmittel wirken!

Abbildung 26:
Ibn Sina = Avicenna (980-1037) Canon medicinae
[Hecht Archiv]

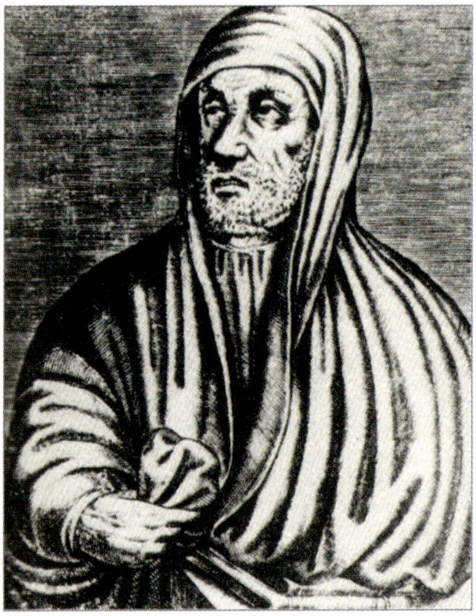

Ibn Sina/Avicenna (980-1037) hat im Canon medicinae Bd. II (der Jahrhunderte lang die medizinische Anschauung beherrschte) die Behandlung mit grauweißem Ton ausführlich beschrieben und ihn bei folgenden Krankheiten angewendet:

- Wunden,
- Geschwüre,
- Hauterkrankungen,
- Durchfälle, Blasenleiden,
- „Bluthusten" (heute als Tuberkulose bezeichnet),
- Verbrennungen.

Er beschreibt auch, dass er Blutungen während der Geburt damit stoppen konnte. In manchen Rezepturen mischte er Essig in den Ton. Avicenna wusste offensichtlich schon, dass SiO_2 (Kieselsäure) die beste Wirkung im schwach sauren Milieu entfaltet.

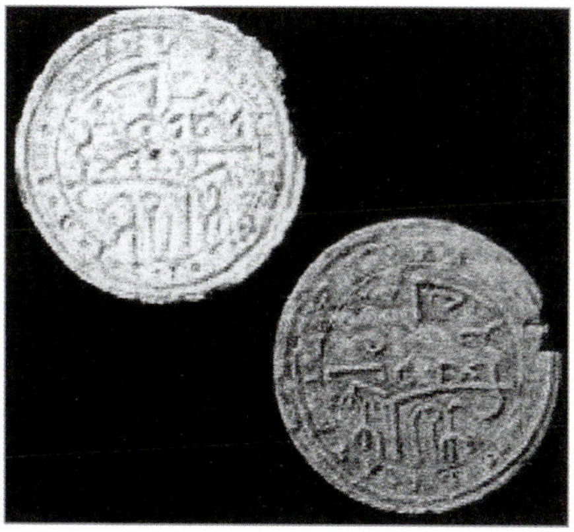

Abbildung 27: Siegelerde aus Tonmineralien in Tablettenform als Heilmittel in der Antike
[Hecht Archiv]

4.1 Was ist Bentonit/Montmorillonit?

Bentonit ist eine weiße bzw. grauweiße Tonart mit einem hohen Gehalt an Mineralien. Die Bezeichnung erhielt diese Tonart nach dem Fundort: Fort Benton, Montana, USA. Bentonit ist ein infolge „Verwitterung" aus siliziumhaltigem vulkanischem Tuff, durch Kieselbakterien, Flechten und Pilzen entstandenes „Schichtsilikat", dessen Hauptanteil Montmorillonit ist.

Montmorillonit wurde nach der französischen Stadt Montmorillon (Vienne) bezeichnet, die auch als Fundort gilt. Reiner Montmorillonit hat ebenfalls eine grauweiße Farbe und wird auch als Schichtsilikat charakterisiert. Ebenfalls aus vulkanischem Tuffstein stammend, hat Montmorillonit vorzügliche Wirkeigenschaften im menschlichen und tierischen Körper.

International hat man sich derzeit so geeinigt, dass jene Schichttonart als Bentonit bezeichnet wird, deren Anteil von Montmorillonit $< 50\ \%$ beträgt. Ist Montmorillonit mit $> 50\ \%$ enthalten, ist die Bezeichnung Montmorillonit obligatorisch. Für medizinische Zwecke ist ein hoher Anteil von Montmorillonit günstig, wegen der heilenden Wirkung. Die Güte des Montmorillonits ist auch daran zu erkennen, dass er dann, wenn das Montmorillonitpulver ins Wasser gegeben wird, leicht verklumpt und sich etwas schwer lösen lässt. Man muss dann so lange rühren, bis es sich gelöst hat. Dann kann die Flüssigkeit getrunken werden. Empfehlenswert ist es, wenn man das Montmorillonitpulver zuerst in das Glas gibt und dann das Wasser zugießt. Auf diese Weise löst es sich besser auf (siehe auch Kapitel 3).

4.2 Wesentliche Eigenschaften des Montmorillonits, die für seine regulative und heilende Wirkung für den Menschen von Bedeutung sind

4.2.1 Selektiver Ionenaustausch (siehe auch Kapitel 3)

Der selektive Ionenaustausch erfolgt über die in den Zwischenräumen des Schichtsilikats eingelagerten Kationen. Diese können, wenn der Montmorillonit in den Darm gelangt, gegen Schadstoffe ausgetauscht werden.

NH_4 (Amoniak), Blei (Pb), Caesium (Cs), Strontioum (Sr), Quecksilber (Hg) und andere Giftstoffe, die sich im menschlichen Körper befinden, haben eine große Affinität (Anziehungskraft) zu den Schichten des Silikats und werden angezogen, dort aufgenommen und gebunden (Adsorption). In den freigewordenen Rezeptoren im Körper können nun die Kationen wie Magnesium (Mg), Kalium (K), Natrium (Na), Eisen (Fe), Zink (Zn) u. a. aufgenommen und wirksam werden.

4.2.2 Schadstoffausleitung (Entgiftung des Körpers) mit Hilfe des Ionenaustausches von Montmorillonit macht Versorgung mit Mineralien möglich

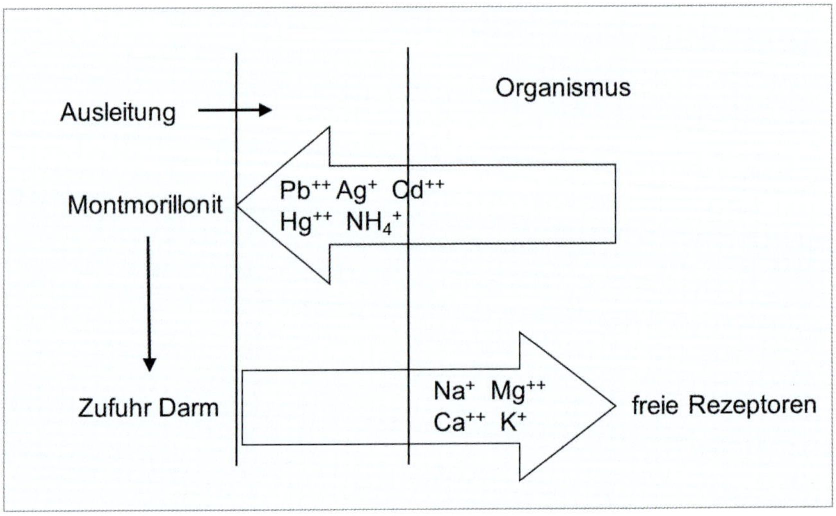

Abbildung 28: Durch Ionenaustausch wieder herbeigeführter funktionsfähiger Zustand des schadstoffverseuchten menschlichen Organismus nach Einnahme von Montmorillonit. [Hecht Archiv]

4.3 Adsorption (siehe auch Kapitel 3)

Mittels der Adsorption kann der Montmorillonit Schadstoffe (Gifte, Bakterien), die aus den Zellen und dem Bindegewebe ausgeleitet worden sind, binden und neutralisieren. Adsorption wird abgeleitet von adsorbere, lateinisch an sich binden. Die Makro- und Mikroporen des Montmorillonits haben eine hohe spezifische Oberfläche. 1 Gramm Montmorillonit kann eine spezifische Oberfläche von 700-800 m^2 entfalten und somit große Mengen Gift- und Schadstoffe binden und neutralisieren, wenn er sich im menschlichen Körper befindet.

Montmorillonit/Bentonit finden sehr breite Anwendung in der Humanmedizin und in der Veterinärmedizin. Nachfolgend sollen zusammenfassend die wesentlichen Einsatzmöglichkeiten von Montmorillonit (Bentonit) angeführt werden.

4.4 Schutz der Schleimhäute des Verdauungssystems durch Montmorillonit

Bei peroraler (durch den Mund erfolgter) Verabreichung wird die Schleimhaut von Magen und Darm mit einem dünnen Montmorillonitgel-Schutzfilm belegt, wodurch die Wirkung gegenüber Noxen (krankheitserregenden Faktoren) herabgesetzt und die Nervenendigungen des Magens und Darms ruhiggestellt werden.

Auf diese Weise wird auch die Wirkung von Gallensäure, die zu Geschwüren und Entzündungen im Darm führt, vermindert. Zahlreiche Forscher erklären diesen Schleimhautschutz mit einer durch Montmorillonit bewirkten Modifikation der Glycoproteinsynthese der Magen- und Darmschleimhaut.

Aufgrund dessen soll Montmorillonit mindestens eine halbe Stunde vor der Nahrungsaufnahme und mindestens zwei Stunden vor Arzneimittelaufnahme appliziert werden.

Montmorillonit/Bentonit hat sich bei der Darmsanierung von Menschen und Nutztieren vielfach bewährt. Dazu gibt es viele Studien!

4.5 Antibakterielle Effekte des Montmorillonits (gegen Bakterien)

Die prophylaktische Wirkung des Montmorillonits gegenüber Infektionen im Magen-Darm-Trakt ist bekannt. Hierfür gibt es einige Erklärungsmodelle:

- Bindung pathogener (krankmachender) Bakterien an das Montmorillonit
- Eingreifen des Montmorillonits in die Populationsdynamik der Bakterien

Es konnte nachgewiesen werden, dass Montmorillonit selektiv diverse Bakterienpopulationen beeinflussen kann. pH-Wert und Nährstoffverfügbarkeit der Bakterien spielen dabei eine Rolle. Präventive Montmorillonit-Einnahme schützt vor Infekten.

4.6 Antivirulente Wirkung von Montmorillonit (gegen Viren)

Die Virusbindung durch Montmorillonit ist in zahlreichen Untersuchungen nachgewiesen worden [Schwarz et al. 1989]. **Die regelmäßige Einnahme von Montmorillonit schützt gegen Grippeinfekte.**

4.7 Antimykotische Wirkung des Montmorillonits (gegen Pilze)

Mit Montmorillonit wurde eine starke Wirkung auf die Pilzmyzelien im Darm nachgewiesen. Der verbreitete humanpathogene Pilz „Histomona capsulatum" wird durch Montmorillonit gehemmt.

Elektronenmikroskopisch wurde ein Montmorillonitfilm, der das Myzel (Pilznetz) überzieht, nachgewiesen. Infolgedessen werden die Gas- und Nährstoffaufnahme sowie die Stoffwechselproduktabgabe des Pilzmyzels eingeschränkt. **Bei Pilzerkrankungen bietet Montmorillonit eine gute Hilfe.**

4.8 Montmorillonit bei Zahnfleischentzündungen und Mundgeruch

½ bis 1 g Montmorillonit in ein Glas Wasser geben, verrühren und dann den Mund damit spülen. Bei täglicher Anwendung geht auch der hartnäckigste Zungenbelag zurück. Neben dem Spülen kann man bei Zahnfleischentzündungen auch 1-2 g Montmorillonit zu einem Brei verrühren und auf die entzündliche Stelle auftragen.

Prophylaktisch wird empfohlen, täglich den Mund mit Montmorillonit-Lösung (in Wasser) zu spülen. Damit wird die Mundflora reguliert.

4.9 Montmorillonit bei Reflux und Sodbrennen

Bei Refluxanfällen (Aufstoßen, Schluckauf) ein halbes Gramm Montmorillonit in ein Glas Wasser geben und mit kleinen Schlucken trinken. Stündliche Wiederholungen sollten erfolgen, wenn der Reflux sehr hartnäckig ist.

Bei Sodbrennen genügt gewöhnlich eine einmalige Anwendung. Ansonsten auch Wiederholungen in stündlichen Abständen.

4.10 Bindung von radioaktiven Stoffen durch Montmorillonit

Es konnte mittels der Adsorptions- und Ionenaustauschfunktion des Montmorillonits bei Rindern und Schafen durch Zugaben von 10 % Montmorillonit zum Futter das Radioisotop Zäsium 134 drastisch gesenkt werden.

Dieser Hinweis ist deshalb wichtig, weil das bei Kernspaltungen freiwerdende Zäsium 134 aufgrund seiner Verwandtschaft mit dem Kalium sehr rasch und leicht in den tierischen Organismus eindringt und sich dort „festsetzt".

Die Verabreichung von Montmorillonit als Beifutter für landwirtschaftliche Nutztiere kann radioaktiv kontaminierte Lebensmittel (Tierprodukte, Fleisch und Milch) verhindern und somit auch die Gesundheitsgefährdung des Menschen.

Nach der Reaktorkatastrophe in Tschernobyl wurden Montmorillonit und Naturzeolith zur Ausleitung von Radionukliden (Cäsium 137 und Strontium 90) effektiv angewendet. Diese Kombination mit Vitaminen und der Spirulina-Alge erwies sich als besonders effektiv.

4.11 Tonmineralien – die Biofaktoren des kolloidalen Bindegewebes. „Der Mensch ist so alt wie sein Bindegewebe"

[Nobelpreisträger I. Metschnikov, 1845-1916]

Gesicht ohne Falten mit Tonmineralien.

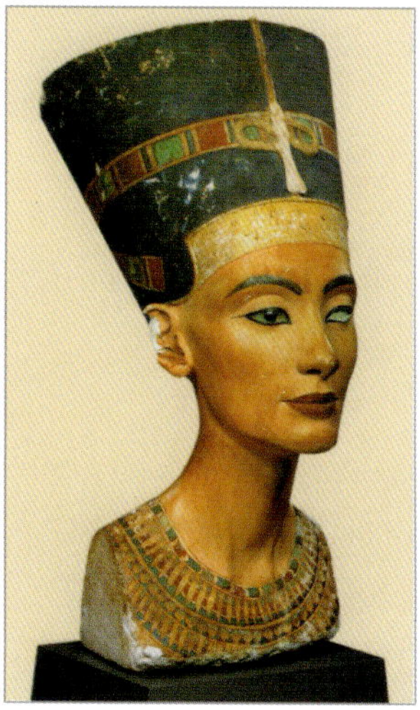

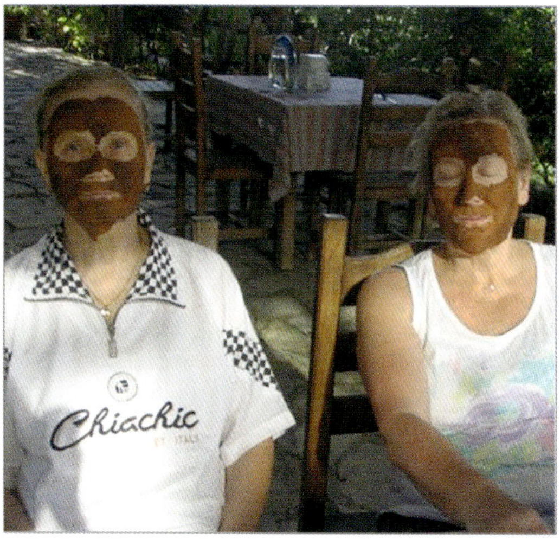

Abbildung 29: Nofretete: Die Schöne ist angekommen. Gemahlin des ägyptischen Königs Echnaton, 14. Jh. v. Chr. Schönheitspflege mit Tonmineralien einst ...
[Eggebrecht 1997; Ferreira und Hecht 2017]

Abbildung 30: ... und jetzt: Auch heute pflegen kluge Frauen ihr Gesicht mit Ton (Montmorillonit-Zeolith-Masken). Diese Art der Gesichtspflege ist besser als die mit Hautcremes.
[Foto: Hecht]

4.12 Äußere Anwendung von Montmorillonit bei Schmerzen und Hauterkrankungen mit Packungen und Wickeln

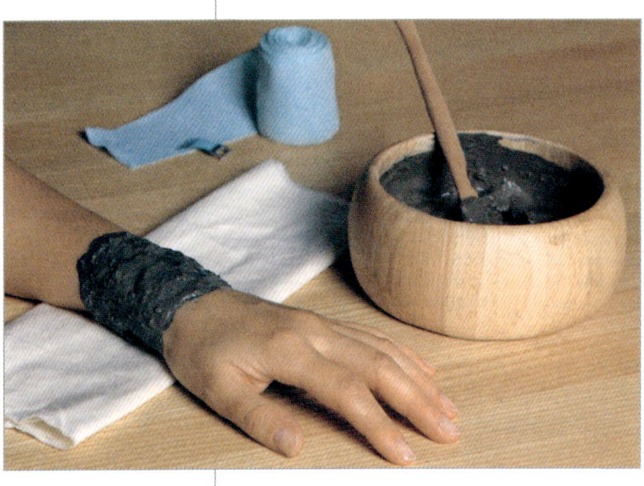

Abbildung 31:
Wickel am Handgelenk
[Foto: Vasey 1995]

Es liegen zahlreiche Ergebnisse vor (auch eigene des Autors), die belegen, dass äußere Applikationen von Montmorillonit, zum Beispiel bei Gelenkschmerzen, effektiv sein können. Hierbei sollten Montmorillonitwickel verwendet werden.

Montmorillonit-Gel oder Gelsalbe oder Suspension (siehe Abbildung 31):

Gel, Gelsalbe bzw. Suspensionen mit Montmorillonit werden entweder direkt auf die Haut aufgetragen (1-2 mm dick) oder der Wickel- oder Packungslappen damit bestrichen (der Stoff wird vorher angefeuchtet). Danach an die betroffene Körperstelle anlegen. Nach zwei Stunden abnehmen und die betroffene Stelle mit Wasser waschen.

4.13 Wie soll Montmorillonit dosiert werden?

Für prophylaktische Kuren empfehle ich gewöhnlich 2-3 g morgens und abends mit ca. 12 h Abstand. Dazu wird Montmorillonit in ein Wasserglas gegeben, danach lauwarmes bis warmes (aber kein heißes) Wasser darauf gegossen und schluckweise getrunken. Eine Kur sollte sich immer über einen Zeitraum von 40 Tagen erstrecken. Dauereinnahme ist möglich.

Montmorillonit / Bentonit wird wie Naturzeolith eingenommen (Anleitung zur Einnahme: siehe Kapitel 3).

Guter Montmorillonit kann nicht überdosiert werden, weil der nicht im Körper benötigte mit dem Stuhl (Kot) wieder ausgeschieden wird.

Als Nebenwirkungen können Darmverstopfungen auftreten. Diese können verhindert werden, wenn ausreichend Wasser getrunken wird (täglich zweieinhalb bis 3 l). Bei Darmverstopfung kann auch die Dosis herabgesetzt werden, wenn ausreichende Wasserzufuhr gewährleistet ist.

4.14 Was ist bei der Einnahme von Montmorillonit zu beachten?

1. Trotz hervorragender Wirkeigenschaften ist Montmorillonit kein Allheilmittel.
2. Eine ausreichende Flüssigkeitszufuhr optimiert die Wirkung und verhindert Verstopfungen. Während der Einnahme von Montmorillonit ist für reichliche Flüssigkeitszufuhr zu sorgen, sowohl im Zusammenhang mit der Einnahme als auch in Bezug auf die Tagesration (2-3 l/Tag). Keine alkoholischen und koffeinhaltigen Getränke sowie kein Grapefruitsaft. Dafür viel Wasser trinken.
3. Regelmäßigkeit und Rhythmus. Die Regelmäßigkeit der Einnahme erhöht den Effekt. Das betrifft sowohl die Regelmäßigkeit zu den angegebenen Tageszeiten als auch die Dauer. Zeitweilige Unterbrechungen einer Kur können den therapeutischen Effekt vermindern.
4. Angemessene Körperbewegung erhöht den Effekt. Erfahrungen besagen, dass angemessene Körperbewegung die Bioverfügbarkeit von SiO_2 im Organismus erhöht. Das gilt vor allem für Menschen über 50 Jahre.
5. Meiden von Genussmitteln und Medikamenten erhöht den Effekt von Montmorillonit.
6. Unerwünschte Nebenwirkungen von Pharmaka, die eingenommen werden, können von Montmorillonit abgeschwächt werden.

4.15 Welche Stoffe können zur Kombination mit Montmorillonit verwendet werden?

1. **Vitamine.** Möglichkeiten der Kombination:
   Montmorillonit + Vitamin A, C, E (oder) Montmorillonit + Vitamin A, B_6, C
   Es ist bekannt [Carlisle und Alpenfels 1984], dass SiO_2 und Vitamin C sich in ihrer Wirkung verstärken können. Während der Ausleitung von Radionukliden bei Opfern der Tschernobyl-Reaktorkatastrophe hat sich die Kombination von Montmorillonit und Klinoptilolith-Zeolith sowie von Vitamin A, C, E bzw. Vitamin A, B_6, C sowie der Blaualge Spirulina als günstig erwiesen.
2. **Pflanzliche Stoffe:** Bezüglich pflanzlicher Stoffe gibt es die meisten Kombinationen mit Montmorillonit, z. B. mit Betanin (rote Beete), Lycopen (Tomate), Brennnessel, Propolis (Blütenpollen), Moosbeeren, Heidelbeeren, Algen (Spirulina, Laminaria), Ananas-Fruchtpulver (Bromelin), Papain (Papaya-Fruchtpulver), Lupin-Protein (Lupine albus) u. a.
3. **Kombinationen mit anderen Mineralien**, z. B. Magnesium

5 Montmorillonit und Naturzeolith wirken wie zweieiige Zwillinge – Kombinationsgemisch ist gesundheitseffektiv

Nach wissenschaftlichen Erkenntnissen, die ich gemeinsam mit Dr. Tatyana Novoselova (Novosibirsk) erlangt habe, kann die Mischung von Naturzeolith und Montmorillonit den Wirkungseffekt und die Bioverfügbarkeit erhöhen.

Deshalb mische ich seit über 20 Jahren für meinen Gebrauch beide Silikate 50:50 % und verzehre sie in Dosen von 10 g täglich.

Im Zusammenhang mit der Anwendung von Kieselsäuremineralien zur Ausleitung von Radionukliden nach der Reaktorkatastrophe in Tschernobyl wurde erwähnt, dass dort die Kombination von Montmorillonit und Naturzeolith zur Ausleitung von Radionukliden bei den Betroffenen Anwendung fand. Ich persönlich betrachte beide wie zweieiige Zwillinge, die viele Gemeinsamkeiten, aber auch einige Unterschiede ausweisen und sich deshalb gegenseitig gut ergänzen können.

Während Montmorillonit eine Tonart, ein Schichtsilikat darstellt, ist der Naturzeolith ein mikroporöses Tuffgestein. Chemisch sind beide Aluminiumsilikate mit Kristallgitterkanälchen von 0,4-0,72 nm mit Ionen und Kristallgittern angefüllt.

Wie der Montmorillonit enthält auch der Naturzeolith ca. 70 % SiO_2, ist zum selektiven Ionenaustausch und zur Adsorption fähig und vermag auch alle angeführten Wirkungen im menschlichen Körper zu realisieren, wie sie vom Montmorillonit beschrieben wurden. Jeder dieser Silikate für sich kann viele Effekte bewirken, die unbestreitbar nachgewiesen worden sind. Aus meiner persönlichen Sicht ist aber die Kombination beider Stoffe noch optimaler. Das besagen meine langjährigen Erfahrungen.

Auf jeden Fall kann festgestellt werden, dass mit den beiden Silikaten Montmorillonit und Naturzeolith der Medizin vorzügliche Basistherapeutika und Basisprophylaktika zur Verfügung stehen, auf die man heute nicht verzichten sollte.

Am Beispiel der Mineralien-Zusammensetzung möchte ich die Vorteile der Mischung belegen (siehe Tabelle 1, nächste Seite). Zum Beispiel wird das Weniger an MgO in Zeolith durch das Mehr in Montmorillonit/Bentonit ausgeglichen. Das Mehr an Kalium in Naturzeolith gleicht das Weniger im Montmorillonit/Bentonit aus. Ob einzeln oder als Gemisch haben diese beiden Silikate einen hohen Wert für die Erhaltung der Gesundheit im Zeitalter der schleichenden Vergiftung.

Schleichende Vergiftung durch Umweltfaktoren und Defizite an lebenswichtigen Mineralien (Dysmineralose) sind heute weltweit die Ursache für viele Krankheiten und frühzeitigen Tod.

Aufgrund dessen muss

1. die Grundlage aller Heilverfahren Entgiftung des menschlichen Körpers und Zufuhr der lebensnotwendigen Mineralien sein.
2. allen Menschen ein Schutz vor dieser Vergiftung und Dysmineralose (gestörter Mineralienhaushalt) gegeben werden.
3. ein Mittel zur Verfügung stehen, das sowohl entgiften als auch Mineralien zuführen kann.
4. dieses Mittel selbst untoxisch sein und keine unerwünschten Nebenwirkungen haben.

Mineral	Zeolith	Montmorillonit / Bentonit
SiO_2	76,19 %	63,33 %
AlO_2	12,90 %	19,42 %
MgO	0,65 %	5,56 %
Fe_2O_3	1,97 %	3,98 %
K_2O	3,9 %	0,45 %
CaO	3,11 %	1,98 %
Na_2O_3	0,76 %	3,2 %
TiO_2	0,23 %	0,38 %
P_2O_5	0,03 %	0,18 %

Tabelle 1: Mineralische Zusammensetzung von Zeolith und Bentonit 50 : 50 % im Präparat ZeoBentMed.

Persönliche Bemerkung: Ich bevorzuge seit gut mehr als 20 Jahren die Mischung aus Naturzeolith und Montmorillonit. Meine Haut ist glatt und meine Haare sind dicht, ich bin giftfrei und geistig hochleistungsfähig.

6 Siliziumdioxid – das Salz der Verjüngung und Schönheit

Siliziumdioxid ist ein einzigartiger Naturstoff mit vielen Eigenschaften:

- Gesundheitsfördernd, Gestaltungskraft der Natur und strukturaufbauende Funktionen
- Silizium ist das zweithäufigste Element nach dem Sauerstoff auf unserem Planeten.
- Die Erdkruste besteht zu 87 % aus Silikaten.
- Silikate sind Silizium-Sauerstoff-Verbindungen, gekoppelt mit anderen Elementen.
- Die fruchtbarsten Böden auf unserem Planeten sind Aluminiumsilikate, zum Beispiel Tonarten, Lehm, Löss (völlig untoxisch).
- Das einfachste Silikat ist das Siliziumdioxid = SiO_2, auch als Kieselsäure bezeichnet.
- Das Siliziumdioxidmolekül ist biogen geprägt, hat ein Gedächtnis, ist in seiner Form kristallin und für das Wachstum aller Lebewesen sehr wichtig.
- Das Siliziumdioxidmolekül hat die Funktion eines offenen Systems. Es kann andere Stoffe an sich binden, ohne sich selbst zu verändern. Deshalb spielt es in der Proteinsynthese eine wichtige Rolle (Strukturaufbau).
- Siliziumdioxid ist mit einer Doppelfunktion ausgestattet. Das SiO_2-Molekül wird als anorganisch und organisch eingestuft.
- In der Antike galten Silikate als Salze der Verjüngung und der Schönheit.
- Das SiO_2-Molekül befindet sich in den Genen von Lebewesen.

Siliziumkristallmoleküle kommen in den menschlichen Genen vor und steuern in der Embryonalentwicklung das Wachstum, also den Strukturaufbau eines Lebewesens.

Die Menschheit fand während ihrer Entwicklung heraus, dass Siliziumdioxid (SiO_2) als Strukturaufbaumittel gestörte Strukturen eines Lebewesens, also Krankheiten, wieder in den normalen Zustand führen konnte. So wurde SiO_2 in Verbindung mit Wasser (breiig, suppig oder flüssig) innerlich und äußerlich schon in der Steinzeit, in der Antike und im Mittelalter als Heilmittel verwendet.

Abbildung 32: Siliziumdioxid als Kristallmolekül in Edelsteinen und Halbedelsteinen [Foto: Ferreira und Hecht 2017]

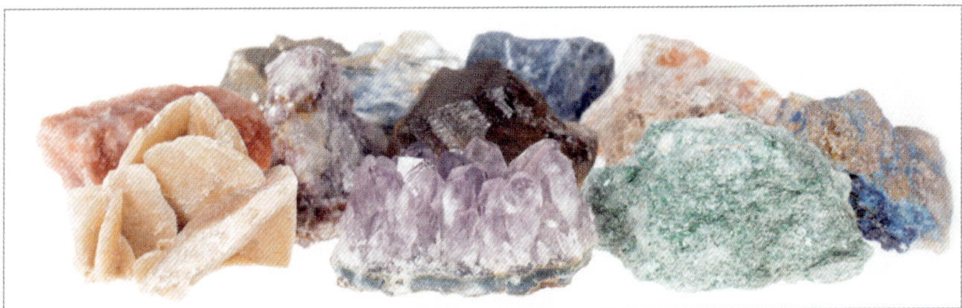

In der Antike wurde das SiO_2 in Form von Silikaten als das Salz der Verjüngung und der Schönheit verehrt. Die Siegelerde (*Terra sigillata*), die aus Silikaten bestand, wurde wertvoller eingeschätzt als Gold.

6.1 Siliziumgehalt nimmt mit zunehmendem Alter ab

Der einschlägigen Literatur sind folgende quantitative Angaben zum altersabhängigen Vorhandensein von SiO_2 im Körper zu entnehmen.

Baby: Die höchste Silizium-Konzentration ist in der Nabelschnur nachzuweisen. Die Haut, das Bindegewebe und alle Organe des Babys haben hohe Siliziumkonzentrationen, was die straffe Vernetzung des Bindegewebes bewirkt.

Erwachsener: Im Erwachsenenalter findet man hohe Siliziumkonzentrationen im Bindegewebe, in den Nägeln, in den Lymphdrüsen, in den Augenlinsen, in den Haaren, im Zahnschmelz, in der Lunge, in der Haut, im Knochen und im Knorpel. Die glatte Muskulatur hat mehr Silizium als die quer gestreifte.

Alter Mensch: Bei alten Menschen tritt in Abhängigkeit vom biologischen Alter Siliziummangel auf. Er zeigt sich u. a. in der Faltenbildung der Haut, im Sinken der Elastizität des Bindegewebes, durch stumpfes, lebloses Haar, durch brüchige Fingernägel. Diese Erscheinungen sind zurückzuführen auf eine Austrocknung von Zellproteinen, wodurch der Zelldruck sinkt.

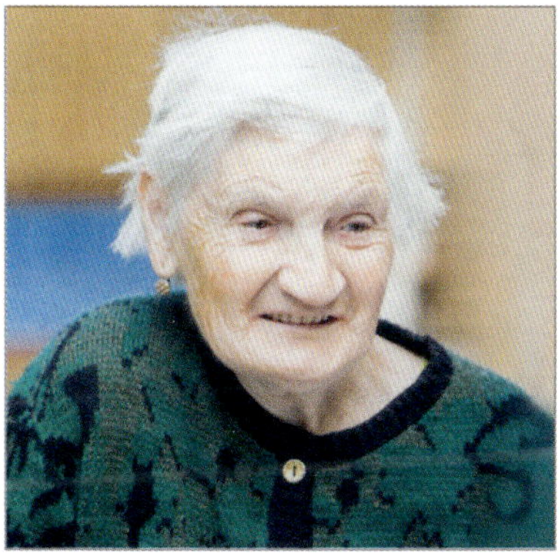

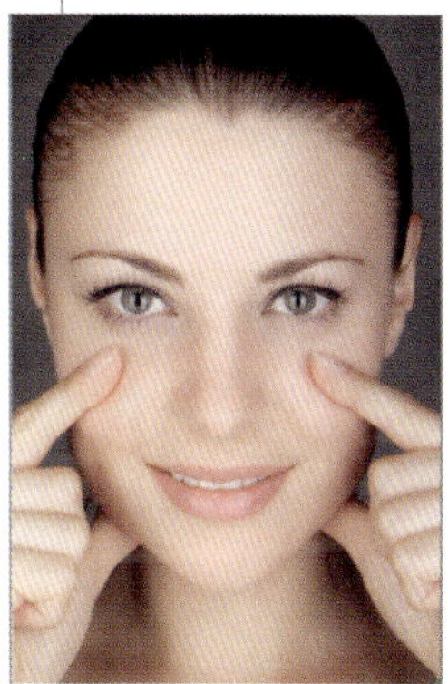

Abbildung 33: Die Haut zeigt es

[Fotos: links Hecht 2015, rechts Hecht und Ferreira 2017]

6.2 Können Langzeiteinnahmen von Siliziumsalzen (kolloidales SiO_2) bei älteren Menschen dauerhaft einen hohen Siliziumgehalt im Blut gewährleisten? Eine Studie

Zur Untersuchung kamen 11 Personen, 4 weibliche und 7 männliche im Alter von 48-90 Jahre. Diese hatten 2-13 Jahre permanent täglich Silikate eingenommen, die kolloidales SiO_2 im menschlichen Körper freisetzten.

Aus einem Berliner Wohngebiet, in dem überwiegend ältere Menschen (70 % Rentner) wohnen, wurde der größte Teil von 12 Personen gewonnen (9 Frauen, 3 Männer), die niemals Silikate eingenommen hatten und als Kontrollen dienten.

Diesen 23 Personen wurden an zwei aufeinanderfolgenden Tagen (zwischen 08:00 und 09:00 Uhr) im „Labor 28“, Mecklenburgische Straße 28, 14197 Berlin, Nüchternblut aus der cubitalen Vene entnommen.

Die Analysen des Siliziums im Blut wurden mit der Atomabsorptionsspektrometrie vorgenommen. Dieses ist ein sehr empfindliches Analyseverfahren.

Es wurde festgestellt, dass die langjährige Einnahme der Silikate (Siliziumsalze) beträchtlich höhere Si-Werte im Blut zur Folge hat, als bei den Untersuchten, die diese Mineralien nicht eingenommen hatten. Der Mittelwert betrug bei der Verumgruppe 470 µg/l. Bei den über 70-Järigen war der mittlere Blutspiegel des Siliziums sogar 534 µg/l (n=6). Die Kontrollgruppe (ohne Einnahme von siliziumdioxidhaltigen Silikaten) wies Mittelwerte von 225 µg/l aus; die über 70-Jährigen dieser Gruppe nur einen Mittelwert von 222 µg/l.

6.3 Fazit

Wer regelmäßig Silikate verzehrt, hat einen hohen Blutspiegel an SiO_2. Ohne Zufuhr von SiO_2 sinkt der SiO_2-Spiegel im Blut und bewirkt die beschleunigte biologische Alterung. Hohe Blutspiegel an SiO_2 hemmen den Alterungsprozess und erhalten das jugendliche Aussehen.

Abbildung 34

[Infobroschüre Silizium, Hecht]

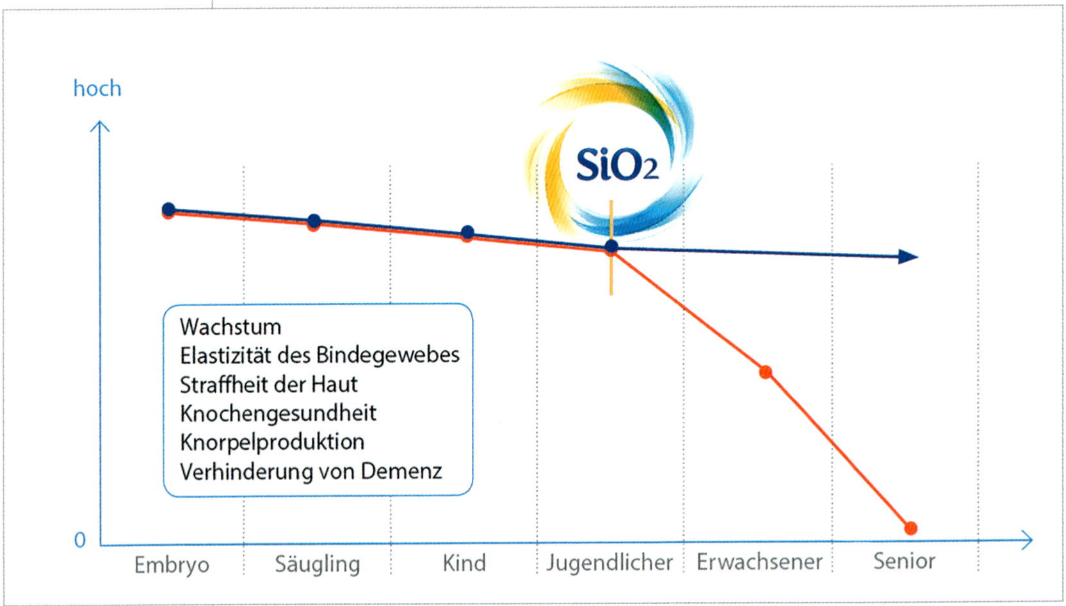

6.4 Das sind die Ältesten dieser Studie

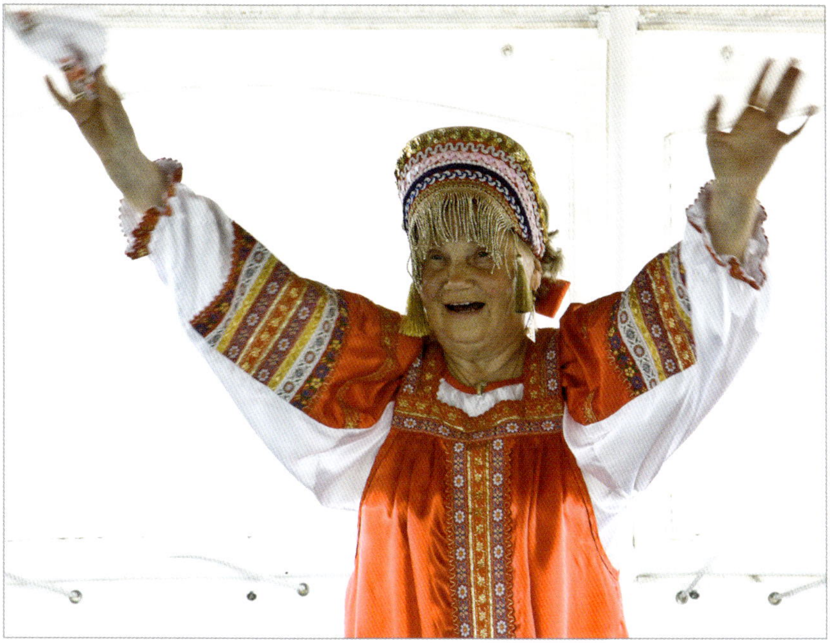

Abbildung 35:
Elena: nach 11 Jahren täglichen Verzehrs von Silikat. 75. Geburtstag, Kalinka-Tanz
[Foto: Hecht 2015]

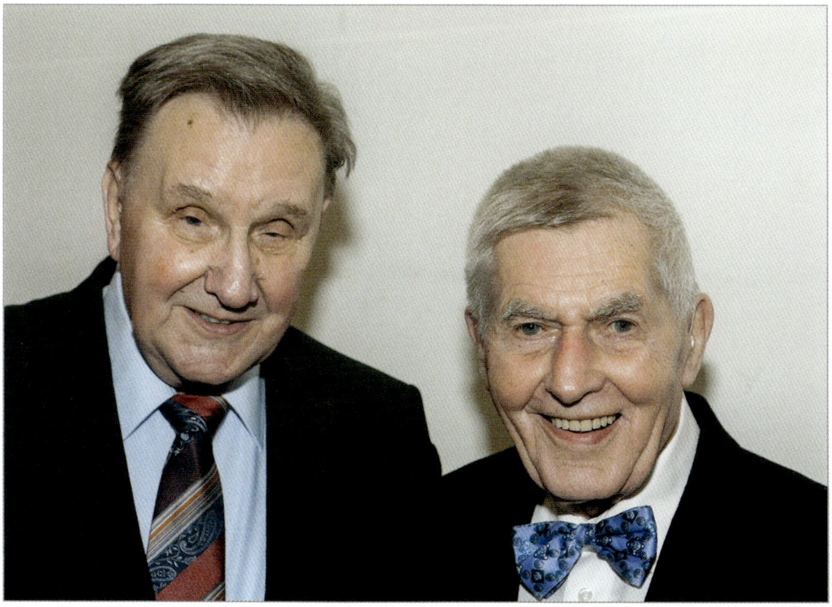

Abbildung 36:
Harry, 91 Jahre (links), nach > 7 Jahren täglicher Einnahme von Silikat, voller Haarschopf, glatte Gesichtshaut, geistig fit, schlagfertig, humorvoll. Laborbefunde normal. Täglich 1-2 Stunden Wandern. Der Autor (rechts), 14 Jahre täglich Verzehr von Silikaten
[Foto: Hecht 2015]

6.5 Gesunde Haarstruktur und junge Fingernägel mit SiO_2

Weitere Langzeitstudien belegen, dass die tägliche Einnahme von kolloidalem Siliziumdioxid die Fingernägel und die Haarstruktur verbessern. Das zeigt zum Beispiel eine Studie aus dem klinischen Forschungslaboratorium New Jersey (USA).

Abbildung 37: Verbesserung der Struktur von Nägeln und Haaren durch die Anwendung kolloidaler Kieselsäure

[Studie Clinical Research Laboratories Inc., New Jersey, USA 2000/2001]

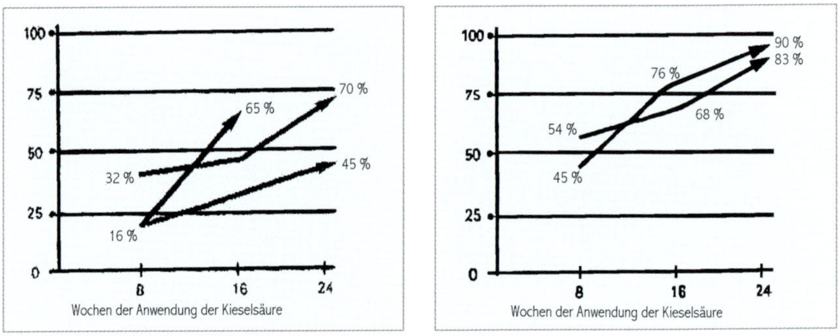

Prof. Dr. Augustin vom Universitäts-Klinikum Hamburg-Eppendorf untersuchte 55 Frauen mit dünnen und brüchigen Haaren, denen er sechs Monate lang täglich kolloidales SiO_2 verabreichte. Er stellte dabei fest: „Nachweislich dickeres Haar; sichtbar mehr Volumen; deutlich gesünderes Aussehen".

Abbildung 38: Nachweislich dickeres Haar durch Silizium

[Universitäts-Klinikum Hamburg-Eppendorf, Klinik und Poliklinik für Dermatologie und Venerologie, 01/2006, Prof. Dr. med. Augustin]. Anmerkung des Autos: Seitdem ich täglich die beiden Silikate seit 15 Jahren einnehme, ist mein einst ergrautes Haar auf der Schädeldecke wieder dunkel geworden.

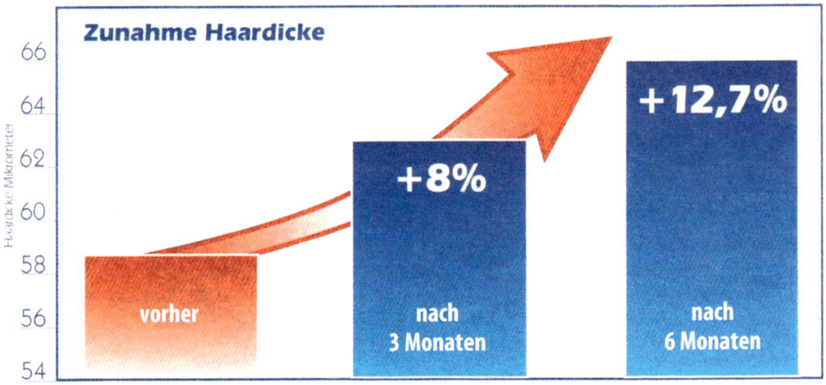

6.6 Strukturaufbauende Wirkungen des SiO_2 (Überblick)

Das Siliziumdioxid (Kieselsäure) hat im menschlichen Körper viele Funktionen. Manche nennen es Alleskönner. Ich möchte es aber als Multitalent bezeichnen. Funktionen, die das SiO_2 im Bindegewebe ausübt, sind in folgendem Schema dargestellt:

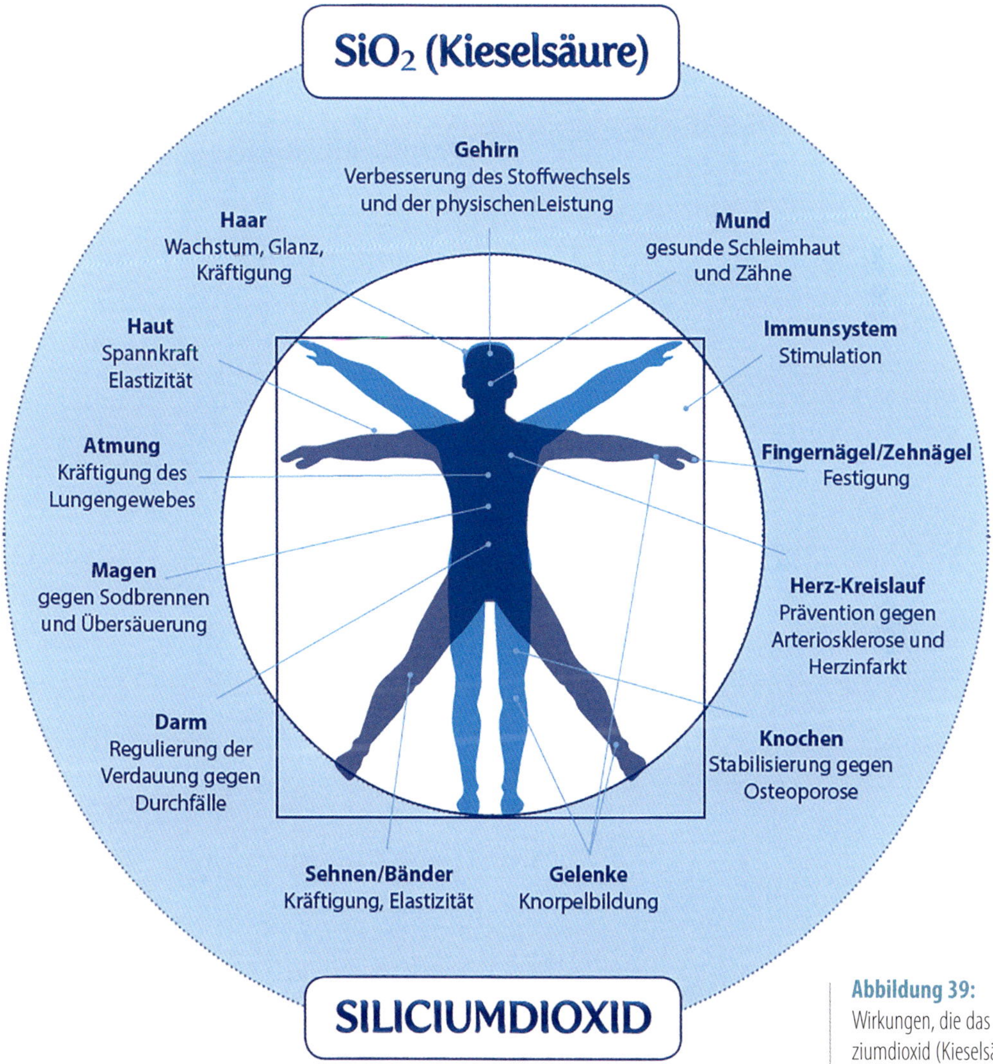

Abbildung 39: Wirkungen, die das Siliziumdioxid (Kieselsäure) auf das Bindegewebe verschiedener Organe von Mensch und Tier ausübt [Infobroschüre ultrakolloidales Siliziumdioxid]

Zu den wichtigsten strukturaufbauenden Funktionen von kolloidalem Silizium werden folgende gezählt:

- Aktivierung des Zellaufbaus und des Zellstoffwechsels
- Aufbau des Eiweißstoffwechsels, vor allem im Bindegewebe
- Regulationsfunktionen im Bindegewebe

- Aufbau und Festigung des Bindegewebes, der Haut, der Atmung und des Verdauungstrakts, der Blutgefäßwände sowie Unterstützung der Erhaltung der Elastizität dieser Gewebe
- Verzögerung und Hemmung des biologischen Alterungsprozesses (Verjüngung)
- Stimulierung des Immunsystems
- Antierreger-Wirkung (gegen Viren, Bakterien, Pilze): kolloidales SiO_2 bindet die Mikroben an sich und scheidet sie aus
- Biosynthese des Eiweißes
- Regulierung der diuretischen (wasserausführenden) Funktion
- Hautelastizität (Elastizität der Haut soll direkt proportional abhängig vom Siliziumgehalt sein)
- Verbesserung der Struktur der Nägel und der Haare
- Baustein des Knochens und der Knorpelgewebe. Bei Osteoporose und Arthrose kolloidales Silizium!
- Steuerung des Kalziumstoffwechsels. Wenn Silizium nicht gegenwärtig ist, dann verkalken die Gefäßwände.
- Regulierung der Funktionen im Verdauungstrakt
- Freie Radikalenfänger
- Gewährleistung der elektrischen Leitfähigkeit des Gewebes
- Adsorptionsfunktion (Bindung von Giften)
- Ionenaustausch
- Wachstum allgemein
- Heilung von Wunden
- Genregulation
- Immunregulation
- Stärkung des Nervensystems
- Steigerung der geistigen Leistungen

6.7 SiO_2 als Detoxmittel gegenüber Aluminium

Silizium hat eine sehr große Anziehungskraft gegenüber Aluminium. Aus diesem Grund kann mit kolloidalem SiO_2 Aluminium aus dem menschlichen Körper ausgeleitet werden. Den mit Aluminium in Verbindung stehenden Krankheiten Autismus und Alzheimer kann damit vorgebeugt werden.

6.8 Ohne Silizium ist kein Wachstum von Pflanze, Tier und Mensch möglich.

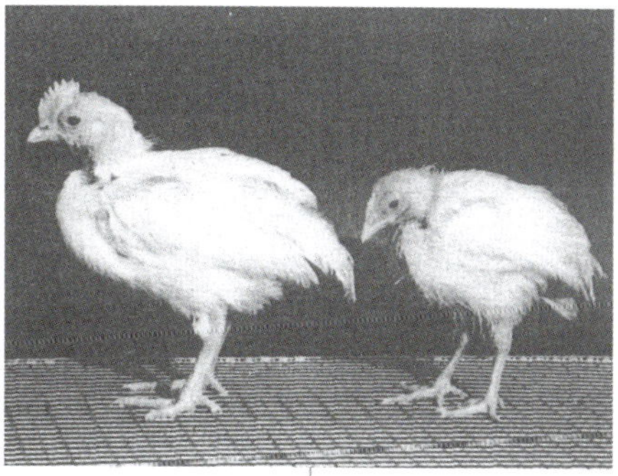

Abbildung 40:
Vier Wochen alte Küken. Links: mit einer durch Silizium ergänzten Kost gefüttert. Rechts: Kost mit geringem Siliziumanteil
[Foto: Carlisle 1972]

Als Beispiel dafür möchten wir aus Arbeiten von Prof. Dr. Edith Carlisle und Alpenfels [1980, 1978] Ergebnisse von Untersuchungen zum Wachstum speziell zum Knochenwachstum anführen. Sie konnte zeigen, dass vier Wochen alte Küken mit siliziumreichem Futter wuchsen, mit siliziumarmer Kost dagegen eine kümmerliche Entwicklung nahmen.

6.9 Erhöhung der Knochenmineraldichte mit SiO_2

Eine englische Forschergruppe unter Leitung von Prof. Jugdaohsingh führte folgende Studie durch:

1251 Männer und 1596 Frauen zwischen 30-87 Jahre. Durchschnittlich 30 mg Si/Tag (14 - 40 mg Si/Tag); Dauer 4 Monate. Bestimmung der Knochenmineraldichte (BMD) an vier Hüftknochenstellen und an der Lendenwirbelsäule.

Ergebnis: Die Siliziumaufnahme korreliert signifikant mit der Knochenmineraldichte

- Erhöhung der Knochenmineraldichte an den Hüftstellen bei Männern und bei Frauen der Prämenophase, aber nicht in der Postmenophase
- Lendenwirbelsäule: Verbesserung der Knochenmineraldichte bei allen

Ergebnisse der Framingham-Offspring-Cohart-Studie

Auswirkungen des Siliziums in Nahrungsmitteln auf die Knochengesundheit des Menschen. 1956 Frauen, davon 306 in der Prämenophase, nahmen siliziumhaltige Nahrungsmittel zu sich. Durchschnittlich 30 mg/Tag über vier Monate.

Ergebnis: Die Siliziumaufnahme korreliert signifikant mit der Knochenmineraldichte

- Erhöhung der Knochenmineraldichte bei Frauen in der Prämenophase, aber nicht in der Postmenophase.

Für die Frauen in der Postmenophase war aus meiner Sicht die Dosis von 30 mg SiO_2/Tag zu gering. (Karl Hecht)

6.10 Verhinderung von Osteoporose und Arteriosklerose mit SiO_2

Neue Studien zeigen, dass Silizium beim Knochenaufbau eine große Rolle spielt. Ebenso, dass bei Osteoporose nicht Kalzium oder kalziumreiche Nahrung gegeben werden soll, sondern kolloidales Siliziumdioxid.

Erkenntnisse zur Knochengesundheit (Corentin Louis Kervran 1901-1983)

Siliziumdioxid steuert den Kalziumstoffwechsel:

- Zugeführtes Kalzium wird von dem menschlichen und tierischen Körper nicht verarbeitet, sondern wieder ausgeschieden.
- Wenn Kalziummangel in den Knochen, z. B. bei Osteoporose besteht, dann liegt auch SiO_2-Mangel vor.
- Osteoporose nicht mit Kalzium, sondern mit SiO_2 behandeln.
- Kalziumzufuhr bei SiO_2-Mangel kann die Ausbildung der Arteriosklerose begünstigen.

6.11 Steigerung der geistigen Leistungsfähigkeit mit SiO_2

Hoher SiO_2-Gehalt im Trinkwasser kann die geistige Leistung von Frauen über 75 Jahre erhöhen.

SiO_2-(Kieselsäure) = Schutz gegen Altersdemenz

Die französische Forschergruppe um die Leiterin Dr. Sophie Gilette-Guyonnet untersuchte 7598 Teilnehmerinnen über 75 Jahre zwischen 1992 und 1994. Die Teilnehmerinnen erhielten SiO_2-haltiges Trinkwasser mit einer Konzentration von >30 mg/L. Anschließend wurde die Gedächtnis- und Konzentrationsleistung geprüft.

Ergebnis:

- Ausreichende Zufuhr von SiO_2-haltigem Trinkwasser bietet im Alter Schutz gegen die Verminderung geistiger Leistungsfähigkeit und erhöht diese. Gleichzeitig vermindert sich das Risiko an Altersdemenz zu erkranken.
- Siliziumdioxidmangel im Trinkwasser erhöht das Risiko an Alzheimerdemenz zu erkranken.

6.12 SiO_2-reiches Trinkwasser verhindert Krebskrankheit

F. Goldstein [1932] berichtete, dass im Ort Daun in Westdeutschland, in welchem eine Mineralquelle 80 mg SiO_2/l Wasser enthält, eine sehr niedrige Sterblichkeitsrate an Krebs gegenüber anderen Orten in Deutschland zu beobachten war. Voronkov et al. [1975] berichten, dass in den Gegenden, in denen das Trinkwasser wenig Silizium enthält, eine höhere Erkrankungsrate an Tumorkrankheiten zu verzeichnen war als in solchen Gebieten, in denen die Menschen mit natürlich siliziumangereichertem Wasser versorgt wurden.

Siliziumreiche Quellen sollen aber überall auf der Erde vorkommen. Thermalquellen in Neuseeland und im Yellowstone Park in den USA sowie die Geysire in Island sollen einen Gehalt an SiO_2 von 100-400 mg/l Wasser zeigen. Die Marienbader Waldquelle in Tschechien soll ebenfalls 400 mg SiO_2/l Wasser, die Baden-Badener Quelle 155 mg SiO_2/l und die Kronthalquelle bei Frankfurt am Main 100 mg SiO_2/l Wasser ausweisen. Vielfach ist der Siliziumdioxidgehalt der Quellen nicht bekannt, weil dieses Mineral sehr wenig von der Medizin beachtet wird.

6.13 Kolloidales und ultrakolloidales SiO_2

Kolloidales SiO_2 kommt in der Natur häufig vor. Dort, wo Silikate (Tonmineralien und Erden) mit Wasser zusammentreffen, finden wir kolloidales SiO_2.

Wir finden daher kolloidales SiO_2 auf dem Meeresboden (Nahrung für Kieselschwämme), in Flüssen, in Teichen, in Tümpeln, in Thermalquellen, in natürlichem Mineralwasser.

Auch in Pflanzen ist neben monomerem und polymerem SiO_2 kolloidales SiO_2 nachzuweisen.

Der Natur nachempfunden (bioadäquat) gelingt es mit einem speziellen Verfahren der Firma LevaQuell ein ultrakolloidales SiO_2 als Sol herzustellen. Das ultrakolloidale Siliziumdioxid wird wie eine normale Körperflüssigkeit unverändert in alle Stoffwechselprozesse eingetaktet (gute Bioverfügbarkeit und Bioäquivalenz).

6.14 Anwendung von ultrakolloidalem SiO_2

10.000 mg sind in der 200-ml-Flasche; das sind 50 mg pro 1 ml.

1 Pumpstoß ca. 0,5 ml = 25 mg ultrakolloidales Siliziumdioxid.

Das ultrakolloidale Siliziumdioxid kann innerlich (zum Einnehmen) und äußerlich (auf die Haut gebracht = transdermal) angewendet werden.

Zur innerlichen Einnahme:

Erwachsene 4 Pumpstöße (ca. 100-120 mg) als Tagesdosis in ein Glas Wasser geben. Von dieser Flüssigkeit einen Schluck in den Mund nehmen, zirka 15-30 Sekunden im Mund behalten und dann schlucken. Diese Prozedur so lange wiederholen, bis das Glas leer ist.

Da mit zunehmendem Alter der Gehalt des Siliziumdioxids im menschlichen Körper abnimmt, sollten ab etwa dem 50. Lebensjahr 150 bis 200 mg/Tag eingenommen werden. Das sind 8 Pumpstöße à 25 mg aus der 200 ml-Flasche mit insgesamt 10.000 mg kolloidalem Siliziumdioxid.

Besonders für Leistungssportler und Menschen im Seniorenalter sollte diese Dosis noch wesentlich erhöht werden.

Zur äußerlichen Anwendung auf der Haut:

Hautregion mit Flüssigkeit benetzen und leicht in die Haut einziehen lassen oder einreiben. Täglich mehrmals wiederholen, bis Heilung erfolgt.

Kolloidales Siliziumdioxid hat auch nach jahrelanger täglicher Anwendung keine unerwünschten Nebenwirkungen. Der menschliche Körper nimmt nur so viel an kolloidalem SiO_2 auf, wie er braucht. Der Rest wird über die Nieren ausgeschieden. In den Nieren übt das SiO_2 zudem noch eine reinigende Funktion aus.

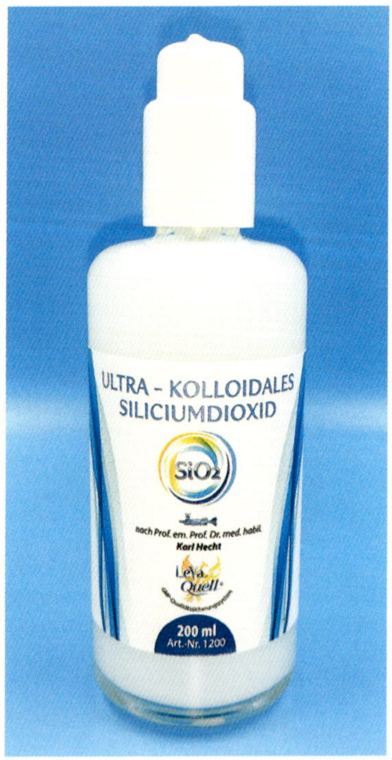

7 Mineralienmangel gefährdet Gesundheit und Leben der Leistungssportler

Dieses Kapitel füge ich ein als Arzt in Sorge um Leben und Gesundheit aller Leistungssportler. Sie sollen unbedingt mein Wissen zur Kenntnis nehmen. Anlass zu diesen Einschub war der Herzstillstand des dänischen Fußballspielers Christian Eriksen bei der Europameisterschaft 2021 und ein im Januar 2022 veröffentlichtes Schriftstück des deutschen Fußballnationalspielers Thomas Müller mit der Forderung, ein Register für Todesfälle im Sport anzulegen! Dieses Kapitel ist aber auch für Freizeitsportler wichtig!

7.1 Herzstillstand eines Fußballers bei der Europameisterschaft 2021

Sie erinnern sich vielleicht an die Fußballeuropameisterschaft 2021, als folgende Pressemeldung die Welt erschütterte: *„Dänemarks Fußball-Nationalspieler Christian Eriksen ist beim EM-Spiel gegen Finnland zusammengebrochen. Der 29-Jährige musste ärztlich behandelt werden. Im Fernsehen war zu sehen, wie Rettungskräfte Wiederbelebungsmaßnahmen durchführten.“*

Dieser Zusammenbruch war mit einem Herzstillstand verbunden. Die Ursache dieses Herzstillstands blieb unbekannt. So hieß es in den Sportberichten. Die zuständigen Sportärzte äußerten, dass sie keinen Fehler gemacht haben. Der Fall Christian Eriksen ist offensichtlich kein Einzelfall.

7.2 Thomas Müller macht sich Sorgen. Das zeigte eine öffentliche Forderung des deutschen Fußballnationalspielers

Im Januar 2022 forderte Thomas Müller, Fußballer beim FC Bayern München und der deutschen Nationalmannschaft, in einem schriftlichen Beitrag ein Register für die Todesfälle im Sport mit folgender Begründung:

„Ziel des Registers soll sein, dass plötzliche Todesfälle sowie überlebte Herztodesfälle in zeitlichem Zusammenhang mit sportlicher Aktivität und deren Ursachen möglichst genau erfasst werden. Nur so können bestehende Screening- und Präventionsmaßnahmen verbessert und/oder ergänzt werden.“

Diese öffentliche Forderung eines Leistungssportlers ist ein Wachrütteln der Sportärzte und Trainer, sich auch um Mineralien- und Vitaminmangel zu kümmern. Das tat seit Jahren die spanische Sportärztin Dr. Bergasa.

7.3 Sportwissenschaftler kennen die Wichtigkeit der Mineralien für Leistungssportler

Über die Bedeutung der Mineralien für den Sport, speziell für den Leistungssport, besonders über die von Magnesium- und Siliziumsalzen, eröffnete die spanische Biochemikerin und Ernährungswissenschaftlerin Ana Maria Lajusticia Bergasa in ihrem Buch „Magnesium und Sport" [2007] neue Denkansätze und neue sportmedizinische Aspekte.

Sie hatte beobachtet,

- dass in Spanien fünf Fußballspieler der Ersten Liga innerhalb sehr kurzer Zeit an einem plötzlichen Herztod gestorben sind.
- dass in den USA von 2000-2009 28 Marathonläufer ebenfalls einem plötzlichen Herztod erlagen.

Obgleich sich diese Leistungssportler in einer ständigen Gesundheitskontrolle befanden, blieb in den meisten Fällen die Ursache des Herztods unbekannt.

Dr. Bergasa vermutet berechtigt aufgrund des wissenschaftlichen Erkenntnisstands Magnesiummangel als Ursache für den plötzlichen Herztod dieser Leistungssportler.

Dieser Magnesiummangel wurde aber nicht bei den verstorbenen jungen Leistungssportlern überprüft!!! Auch nicht bei Christian Eriksen.

Dr. Bergasa zieht die Schlussfolgerung: *„Wenn wir wissen – oder wissen müssten –, dass Magnesium eine so wichtige Rolle für die Muskelaktivität, die Gehirnleistung und die Nachbildung aller Körpergewebe spielt, wie ist es möglich, dass bisher noch niemand die Magnesiumkonzentration im Blut jener untersucht hat, die in den Wettkämpfen zu Tode kommen oder kollabieren?"*

7.4 Magnesiumsalze und Siliziumdioxid sind für die Gesundheit aller Menschen generell wichtig

Magnesiumsalze zählen neben dem Siliziumdioxid zu den wichtigsten Mineralien für alle Lebewesen, besonders aber für den Menschen. Studien aus aller Welt zeigen, dass Magnesium an einer Vielzahl von Stoffwechselprozessen beteiligt ist. So vertritt der amerikanische Magnesiumexperte Morley Robbin auf der Grundlage von umfangreichen Literaturstudien die Auffassung, dass Magnesiumsalze an der Bildung von über 3750 Eiweißen beteiligt sind. Magnesium ist wichtig für das Gehirn, das Immunsystem und für das Herz.

Die Bedeutung des Magnesiums für die menschlichen Körperprozesse wurde lange Zeit unterschätzt und wird es zum Teil auch noch heute.

7.5 Jeder Sport erzeugt Mineralmangel

Jede Dauersportart, zum Beispiel Fußball, Langstreckenlauf, Rudern, Radrennen, bringt die Sportler zum Schwitzen. Mit dem Schweiß werden Mineralien ausgeschieden.

Mineralverlust kann die Leistung des Sportlers vermindern und die Gesundheit schädigen. Wenn Sie einmal prüfen möchten, wie viele Mineralien zum Beispiel bei einem Langstreckenlauf oder einem Fußballspiel verloren gegangen sind, dann verwenden Sie ein schwarzes T-Shirt und lassen es ungewaschen trocknen. Die weißen Ränder und Beläge auf dem T-Shirt sind getrocknete Mineralien, darunter auch SiO_2 und Magnesium.

Mineralien sind ein wichtiges Fundament aller Lebensprozesse, die ein Leistungssportler besonders benötigt.

In einschlägigen Publikationen wurden Sportler als Risikogruppe für Magnesiummangelerscheinungen erwähnt, in der Absicht, die Aufmerksamkeit auf den erhöhten Bedarf an Magnesiumsalzen und Silikaten bei Sportlern, insbesondere bei Leistungssportlern, zu lenken.

7.6 Erkenntnisse der Sportwissenschaft: Bei Sportlern führen vier Funktionen zu Magnesiumverlust

- erhöhter Stoffwechsel der Muskelaktivität
- Stress
- Ausscheidung durch die Nieren
- Verlust durch Schwitzen

Die Folgen des auftretenden Magnesiummangels sind zum Beispiel
- Wadenkrämpfe
- neuromuskuläre Übererregung
- schnelle Ermüdung
- verminderte Reaktionsfähigkeit
- erhöhte Anfälligkeit für Verletzungen
- Herzrhythmusstörungen, Herzinfarkt

7.7 Was verursacht Magnesiummangel im Körper von Sportlern?

Da Magnesiummangel die Kaliumzufuhr in den Zellen blockieren kann, besonders in denen des Herzmuskels, kann es zu Herzrhythmuskomplikationen kommen.

Auch die Glukoseaufnahme in den Zellen kann bei Magnesiummangel blockiert werden. Außerdem kann sich auch ein erhöhter Sauerstoffbedarf bei Magnesiummangel zeigen, der die Leistung des Sportlers einschränken kann.

Andere Studien belegen, dass derartige Magnesiummangelerscheinungen bei Sportlern durch ausreichende Versorgung des Sportlers mit Magnesium, peroral verabreicht oder durch transdermale Applikation von Magnesiumhydrochlorid, verhindert werden können. Die ausreichende Magnesiumversorgung eines Sportlers verhindert z. B. den Anstieg der Milchsäure (Laktat) im Gewebe und den Zellen und Muskelkrämpfe, reguliert optimal den Sauerstoffverbrauch bei gleichzeitiger Leistungssteigerung sowie die Atem- und Herzfunktionen.

Strunz und Jopp [2003] berichten, dass die Leistungsfähigkeit eines Sportlers von folgendem Magnesiumspiegel im Blut abhängig ist:

Für einen 10-km-Lauf benötigt der Sportler 0,75 mmol/l Magnesium im Blut ohne Wadenkrämpfe.

Für einen Marathonlauf (42 km) 0,84 mmol/l Magnesium im Blut ohne Krämpfe.

Sircus [2011] führt Ernährungsstudien an, die zeigen, dass die Zufuhr von 260 mg/Tag und weniger bei Sportlern und 220 mg/Tag bei Sportlerinnen zu einem Magnesiummangel führen und z. B. Muskelkrämpfe auslösen können.

7.8 Welche Probleme kann es bei der Applikation von Magnesiumsalzen bei Sportlern geben?

Wie zahlreiche Studien zeigen, haben Magnesiumsalze wie Mg-Zitrat, Mg-Orotat, Magnesiumoxid, Mg-Carbonat in normaler Dosierung keine unerwünschten Nebenwirkungen. Bei hoher Dosierung kann jedoch Durchfall verursacht werden. Aus diesem Grund habe ich die Erfahrung gemacht, dass Sportler Magnesiumsalze hochdosiert ablehnten, um im Wettkampf nicht von Durchfall betroffen zu werden.

Es gibt noch ein zweites Problem: mangelnde Effektivität. Magnesiumsalze können häufig nicht oder nur bedingt vom Körper aufgenommen werden [Ziskoven 1997a, b], weil die Darmresorption gestört ist. Bevor Magnesiumsalze appliziert werden, sollte daher die Darmresorption für Magnesium des Betreffenden untersucht werden.

7.9 Magnesiumchlorid als Spray bewirkt Wunder

Eine Alternative bietet aber das Magnesiumhydrochlorid transdermal appliziert. Bei Zechsteiner Magnesiumhydrochlorid, auch als Magnesiumöl bezeichnet, können aber durch die hochprozentige Lösung (31 %) Hauteffekte (Jucken, Rötungen) auftreten. Eine Verdünnung mit destilliertem Wasser auf 15,5 % kann hierbei hilfreich sein.

7.10 Ultrakolloidales Magnesiumchlorid

Eine andere Alternative wäre das ultrakolloidale Magnesiumchlorid. Dieses steht in einer Konzentration von 16,5 % zur Verfügung.

Untersuchungen ergaben, dass ultrakolloidales Magnesiumchlorid bei hautgesunden Menschen mit unterschiedlichen Hautfarben (Deutsche, Türken, Inder) keine Hautunverträglichkeiten ausweist, aber in dieser Konzentration den gleichen Effekt ausweist, wie das 31 %ige Zechsteiner Magnesiumchlorid-Öl.

Ultrakolloidales Magnesiumchlorid hat auch noch den Vorteil, dass es den kolloidalen Eigenschaften der Körperflüssigkeiten entspricht und somit sofort von der Haut über das flüssige Unterhautbindegewebe (Grundsubstanz der extrazellulären Matrix) in die Körperfunktionen integriert wird (siehe auch S. 44 f.).

Dem ultrakolloidalen Magnesiumchlorid ist daher eine hervorragende Bioverfügbarkeit und Bioverwertbarkeit eigen.

In meiner sechsjährigen Erfahrung mit dem ultrakolloidalen Magnesiumchlorid bei Patienten und Freizeitsportlern konnte ich auch bei sehr hoher Dosierung keine Durchfälle feststellen, aber sichere Effekte, wie sie von den Magnesiumsalzen bekannt sind.

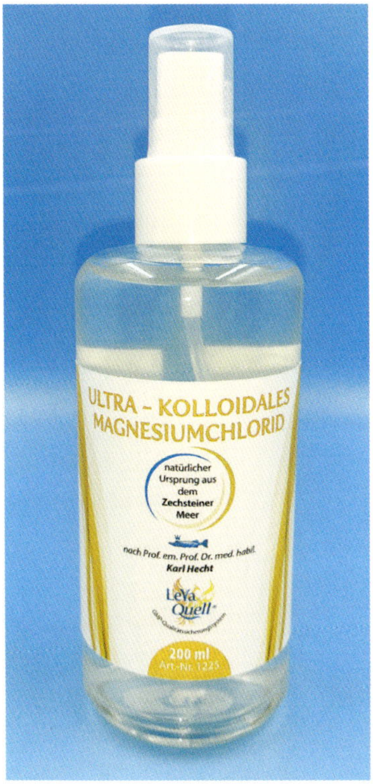

Abbildung 41: Sprühflasche für die transdermale Applikation [Foto: Rummel]

7.11 Warum kommen die besten Marathonläufer aus Kenia?

Unter dem Aspekt von Hochleistungen ohne Gesundheitsschäden ist folgender Bericht von Bergasa [2017] von Bedeutung. Sie stellte die Frage:

Warum kommen die Sportler der Langzeitwettbewerbe, die die meisten olympischen Medaillen und Weltmeistertitel holen, aus Kenia und Äthiopien?

Eine von Bergasa vorgenommene Analyse ergab, dass die erfolgreichsten kenianischen Sportler aus der Völkergruppe Kalendjin stammen. Dabei stieß sie auf einen neuen Fakt. Die Kalendjin-Völkergruppe hat an der Weltbevölkerung einen Anteil von 0,05 %, der Anteil in dem Ranking der weltweiten Mittel- und Langstreckenläufer beträgt aber 40 %. Warum?

Bei ihren weiteren Fragen kam sie zu den Nahrungsmitteln dieser Sportler, die auf einem Boden wuchsen, der größtenteils vulkanischen Ursprungs ist.

Die chemische Analyse ergab, dass dieser Boden

– 22 % SiO_2,

– 22,8 % Mg-Salze sowie weitere Mineralien wie Eisen, Natrium und Kalium

enthielt. Diese Mineralien befinden sich in den dort wachsenden Pflanzen, die als Nahrungsmittel von den Menschen und auch von den Sportlern dauerhaft aufgenommen werden. Somit sind sie ausreichend mit Mineralien versorgt.

Beim Berlin-Marathon 2012 belegten in der Männerwertung Kenianer die ersten neun (!) Plätze, gefolgt von einem Japaner; die Europäer weit abgeschlagen.

Auch beim Berlin-Marathon 2018 belegten drei Sportler aus Kenia die ersten drei Plätze. Der Sieger Elind Kipoge lief sogar Weltrekordzeit für Marathon (02.01.39 Stunden). Diese Marathonläufer waren gut mit Mineralien versorgt.

7.12 Oxidativer Stress – ein weiterer gesundheits- und lebensbedrohender Faktor für Sportler

Nun gibt es bei Leistungssportlern noch eine negative Erscheinung: den oxidativen Stress. Oxidativer Stress ist ein Stoffwechselungleichgewicht, bei dem ein Überschuss an freien Sauerstoffradikalen und Magnesiummangel entsteht. Die Folge: Starke Überbelastung der Sportler und Gefahr für deren Gesundheit.

Die freien Radikalen werden auch als reaktive Sauerstoffspezies bezeichnet. Sie sind sehr aggressiv gegen die eigenen Zellstrukturen. Sie verändern Zellmembranen, Proteine, Enzyme. Sie können das Erbgut schädigen und sind am beschleunigten Alterungsprozess beteiligt. Der Angriff freier Radikale auf ungesättigte Fettsäuren trägt zur Entstehung von Arteriosklerose bei. Es gilt als bewiesen, dass der oxidative Stress an der Entstehung von Erkrankungen des Immunsystems und neurodegenerativen Erkrankungen beteiligt ist. Eine große Gefahr für das Herz als Folge von oxidativem Stress ist die Apoptose. Apoptose ist eine Form des programmierten Zelltodes. Sie wird als Selbsttötungsprogramm gegen die körpereigenen Zellen beschrieben und kann sich folgendermaßen vollziehen.

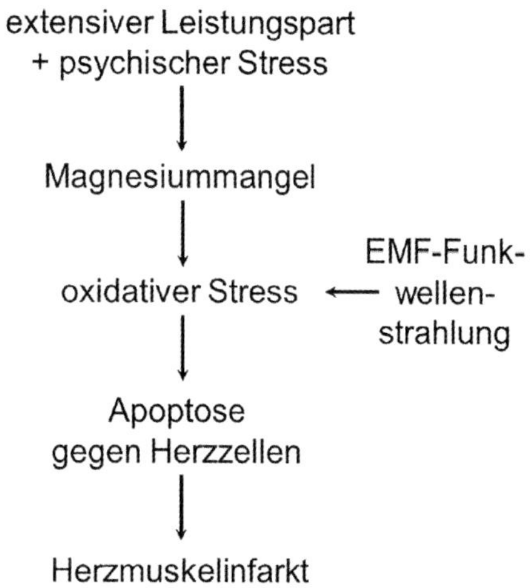

7.13 Oxidativer Stress verursacht Magnesiummangel

Bei geringem Magnesiumspiegel waren doppelt so viele freie Radikale vorhanden wie bei normalem. Dieser Fakt kann auch die von Bergasa [2017] beschriebenen Todesfälle von Leistungssportlern erklären.

Einen derartigen Fall erlebte ich vor acht Jahren.

Ein 42-jähriger Mann, im Polizeidienst stehend, psychisch und durch ständige Funkwellenstrahlung belastet, war bis zu seinem 28. Lebensjahr aktiver Radsportler gewesen. Danach bemühte er sich 2x im Monat mit seinen Freunden per Rennrad eine längere Tour (150 km) am Wochenende zu absolvieren.

Während seiner letzten Tour, die tödlich endete, sagte er seinen Freunden, dass es ihm schlecht gehe. Er stieg vom Fahrrad ab. Nach wenigen Minuten trat der Tod ein.

Der pathologische Befund wies einen Herzinfarkt infolge Apoptose aus.

Was in diesem Zusammenhang besonders wenig beachtet wurde, ist die Dauerbestrahlung mit elektromagnetischen Funkwellen, die oxidativen Stress verursacht.

7.14 Radrennen erzeugen übermäßigen oxidativen Stress

Es ist wissenschaftlich nachgewiesen, dass exzessives Training von Leistungssportlern die Überproduktion von freien Radikalen fördert. Aus der Überproduktion der freien Radikalen ergeben sich Veränderungen der Stoffwechselprozesse:

Bei einem Radrennen zeigt sich ein starker Anstieg der freien Radikalen nach der Belastung besonders deutlich. Es dauert noch einige Tage, bis sich die Werte normalisieren. Wenn das nicht beachtet wird, tritt anschließend Magnesiummangel auf und das Risiko für Herzschädigungen steigt.

Abbildung 42: Belastung durch freie Radikale bei Radsportlern nach einem 150 km-Radrennen [Ivkovic und Müller-Schubert 2004]

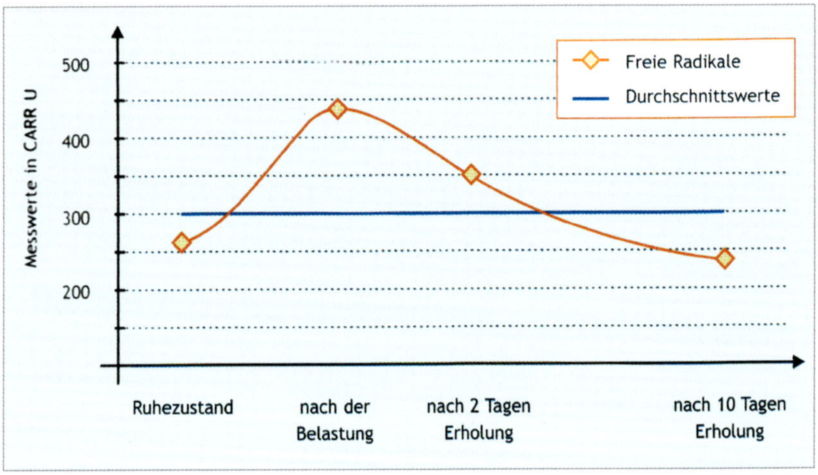

Diese Erkenntnisse geben Anlass, dass Leistungssportler zum Schutz ihrer Gesundheit Mineralien und auch solche mit Antioxidantienwirkung, regelmäßig einnehmen sollten, zum Beispiel Zeolith, SiO_2, aber auch Vitamin C. Aber auch die Kontrolle der freien Radikalen im Blut ist angezeigt, nicht nur im Sport, sondern auch im Alltag, weil nachgewiesen wurde, dass die Erzeugung von freien Radikalen auch durch psychischen Stress und EMF-Funkwellenstrahlungen verursacht wird.

7.15 Naturzeolith kann Freizeitsportler und Leistungssportler vor Überbelastung und Verletzungen schützen

Oxidativer Stress, der bei Leistungssportlern durch hohe Überlastung entsteht, wird durch Naturzeolith beseitigt. Es beschleunigt außerdem die Regeneration und die Verminderung von Verletzungen. Das Silikat hält Sehnen, Bänder und Muskeln elastisch.

Über leistungssteigernde und schnelle (kurzfristige) Regenerierung nach Einnahme von Naturzeolith berichten Freizeitsportler und Leistungssportler aus verschiedenen Ländern. Den Sportlern wurde in Abhängigkeit der Sportart und auf Grundlage der Trainingsdaten individuell dosiert der Naturzeolith verabreicht.

Auch die Dauer der Einnahme, die während des Trainings oder während und nach dem Wettkampf erfolgte, wurde individuell, nach gegebenen Erfordernissen appliziert. Beobachtungen an Leistungssportlern von C. Bandtke und D. Lazik (Rudern), denen längere Zeit Naturzeolith appliziert wurde, ergaben, dass sich dieser Naturwirkstoff positiv auf den Regenerationsprozess auswirken kann.

7.16 Gibt es dazu Studien und sportärztliche Erfahrungen?

In Diskussion ist auch das Laktat (Milchsäure), welches durch Erhöhung bei der Körperbelastung zur Laktatazidose führen kann.

Die Laktatkonzentration soll deshalb niedrig gehalten werden, weil die Laktatazidose (Versäuerung) sehr schädlich auf die Funktionen des Organismus wirken kann.

Die Bestimmung des Laktatspiegels im Blut wird häufig zur Beurteilung des Trainings- und Gesundheitszustands der Sportler verwendet.

Dr. Knappitsch und Mag. Schmölzer konnten mit folgenden Untersuchungen anhand der Laktatbestimmung im Blut zeigen, dass mittels Verabreichung von Klinoptilolith-Zeolith (PMA-Zeolith) der Laktatgehalt im Blut bei Sportlern niedrig gehalten werden konnte.

[Quelle: 2004: Die Wirkung von Panaceo Sport auf Laktatwerte während der körperlichen Anstrengung beim Menschen mit Hilfe einer randomisierten, placebokontrollierten Doppelblindstudie.]

Sie verabreichten Männern und Frauen, die Leistungssport bereits seit Längerem betrieben, über 2 Wochen täglich 3x3 1,5 g Zeolith und zu den Mahlzeiten 6 g vor den Leistungstests. Dabei wurde jeweils nach 7 und 14 Tagen ein Laktattest auf dem Laufband durchgeführt.

7.17 Durch die Applikation von Klinoptilolith-Zeolith konnte die Laktatkonzentration im Blut niedrig gehalten werden

Es wurde festgestellt, dass die Senkung des Laktatspiegels im Blut unter 2 mmol/l eine Leistungssteigerung von durchschnittlich 14 %, unter 3 mmol/l von 10,2 % und unter 4 mmol/l von 9,4 % bewirkte.

Prof. Bachl (Universität Wien, Mitglied der Medizinischen Kommission des IOC, EOC und ÖOC) bewertete diese randomisierte placebokontrollierte Doppelblindstudie wie folgt:

„Zusammenfassend kann festgehalten werden, dass die Ergebnisse darauf hinweisen, dass die überprüften Wirksubstanzen imstande sind, Parameter der Ausdauerleistungsfähigkeit positiv zu beeinflussen bzw. bei gegebenen Belastungsintensitäten die innere Beanspruchung deutlich zu reduzieren."

Mittels selektivem Ionenaustausch kann Naturzeolith den Mineralbedarf der Hochleistungssportler selektiv decken. Es ist bekannt, dass sich das Risiko der Verletzung bei Leistungssportlern durch Überschuss an freien Radikalen und Mangel an Mineralien erhöht. Aus meiner Sicht könnte das Risiko für Verletzungen durch Naturzeolith reduziert werden.

Der österreichische Fußball-Rekordmeister SK Rapid Wien hat PMA-Zeolith nach einer ausgiebigen Testphase der medizinischen Abteilung bereits seit Oktober 2013 sehr erfolgreich im Einsatz. Naturzeolith und das in ihm vorhandene SiO_2 sowie hohe Dosen Vitamin C bieten einen physiologischen Schutz vor krankhafter Überbelastung durch oxidativen Stress und gegen Verletzungen. Naturzeolith wirkt nicht toxisch.

Wichtig ist, dass der Sportler, der im Training und beim Wettkampf Naturzeolith verzehrt, viel Wasser trinkt.

Bei Anwendung von Silikaten (Naturzeolith und Montmorillonit) waren bei langzeitiger oder Dauereinnahme ebenfalls keine Nebenwirkungen zu beobachten, wenn die Einnahmebedingungen eingehalten wurden, wozu ausreichende Wasserzufuhr zählt (2-3 l/Tag, je nach Körpergewicht). Wenn nicht ausreichend Flüssigkeit zugeführt wird, können Obstipationen auftreten.

Abschließend soll noch bemerkt werden, dass die mineralienhaltigen Mikronährstoffe keine Medikamente sind, sondern Biofaktoren, die der menschliche Körper, auch der Sportler, unbedingt benötigt. Durch industrielle Nahrungsmittel-Herstellung sind Mineralien darin nicht ausreichend enthalten. Biofaktoren sind keine Dopingmittel, sondern dienen der Gesundheit des Sportlers.

Die hier erfolgten Ausführungen sollen anregen, dass dem Mineralienmetabolismus bei Sportlern sowie dessen Bedeutung für die Reduzierung von oxidativem Stress mehr Aufmerksamkeit als bisher geschenkt wird, um solche Todesfälle, wie sie von Bergasa angeführt wurden, zu verhindern.

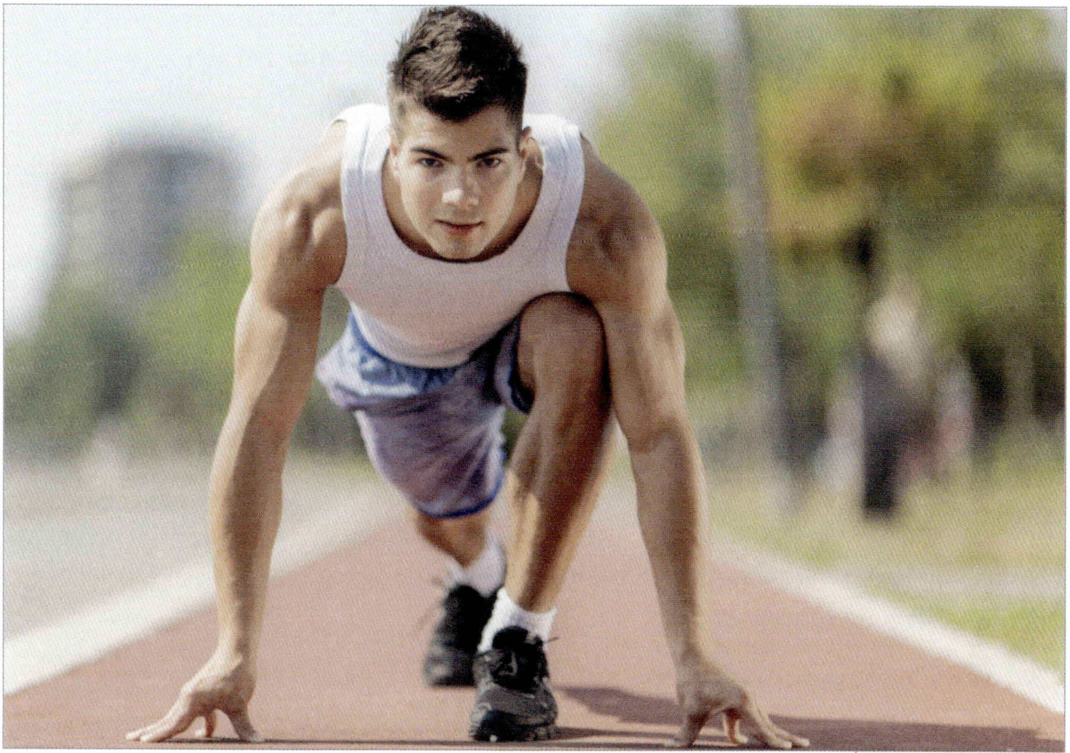

Abbildung 43: Für Leistungssportler ist die ausreichende Versorgung mit Mineralien unerlässlich, um gesundheitliche Schäden zu vermeiden
[Foto: Ferreira und Hecht 2016]

Eine ausreichende Versorgung der Leistungssportler mit den richtigen Mineralien, vor allem Magnesiumsalze und Silikate (und auch Vitamin C und D3), würde das von Thomas Müller angeregte Register für Todesfälle im Sport mit größter Wahrscheinlichkeit überflüssig machen.. Das sollten auch Sportärzte und Trainer zur Kenntnis nehmen.

8 Wahres ultrakolloidales Silber – ein natürliches Antibiotikum mit einer Medizingeschichte von mehr als 1000 Jahren

8.1 Was ist wahres ultrakolloidales Silberwasser?

Wahres ultrakolloidales Silberwasser ist ein 4fach ultrakolloidiertes biologisch wirkendes Mittel ohne unerwünschte Nebenwirkungen.

Das wahre kolloidale Silberwasser (englisch: true colloidal silver) ist nach vorliegenden wissenschaftlichen Publikationen untoxisch und weist folgende Wirkeigenschaften aus:

1. Antibakterielle – Ein Antibiotikum
2. Antiseptische – Zur Desinfektion geeignet
3. Antimykotisch – Kann pathogene Pilze in Menschen, Tieren und Pflanzen töten
4. Antimikrobisch – Tötet pathogene Mikroben in Menschen, Tieren und Pflanzen (Mikroben sind Bakterien, Pilze und Viren)

8.2 Warum wird die Bezeichnung „wahres" ultrakolloidales Silberwasser" gebraucht?

In der wissenschaftlichen Literatur gibt es Befürworter und Gegner der Anwendung von kolloidalem Silberwasser für therapeutische Zwecke.

Die Gegner behaupten, dass kolloidales Silberwasser toxisch ist und keine therapeutischen Effekte ausweist. Dabei nehmen diese Kritiker Bezug auf unsachgemäß hergestelltes kolloidales Silberwasser oder auf Silberwasser, welches nicht kolloidal ist und mit Silbersalzen als Lösung mit verschiedenen technischen Verfahren hergestellt worden ist. Letztere haben bei langzeitigen Anwendungen toxische Folgen oder verursachen eine Argyrie (Verfärbung der Haut).

Für derartige Silberpräparate und auch für unsachgemäß hergestelltes kolloidales Silberwasser ist Kritik angebracht. **Aber nicht für das wahre ultrakolloidale Silberwasser. Es ist daher immer genau zu differenzieren und zu definieren, wovon man spricht, wenn man Kritik an Silberwasser übt.**

Ganzheitliches Wissen ist deshalb die Grundlage einer wissenschaftlichen Denkweise. Das ist vor allem in der Medizin dringend erforderlich, denn hier steht die hohe ärztliche Verantwortung für die Menschen an erster Stelle.

8.3 Anwendung des Silbers bzw. des kolloidalen Silbers in der Medizingeschichte (Beispiele)

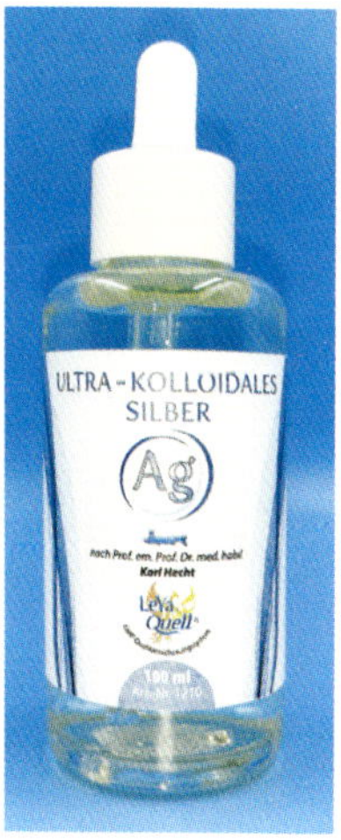

Im „Codex Hammurabi" aus dem Jahr 2100 v. Chr. in mesopotamischer Keilschrift verfasst, wird die Anwendung von Silber in der internistischen und chirurgischen Medizin beschrieben.

Um die Jahre 765-702 v. Chr. gibt es Behandlungsberichte von arabischen Universitäten und Medizinschulen über die Verwendung von Silber als therapeutisches Mittel.

Im alten China wurde Silber zur Herstellung von Akupunkturnadeln verwendet. Durch diese Silbernadeln kam es bei der Akupunkturbehandlung nicht zu Infektionen der Stichstelle. Im Laufe der Jahrhunderte wurde Silber in China für immer mehr medizinische Zwecke eingesetzt. Vor allem gegen Infekte und Entzündungen.

8.4 Die Wirkungsweise des wahren kolloidalen Silberwassers

Die Medizinforschung beschreibt folgende Wirkung des wahren kolloidalen Silberwassers auf krankmachende Viren, Bakterien, Pilze, Mikroben:

1. Es wird die Energieversorgung dieser „Schädlinge" blockiert.
2. Es werden die Enzyme der „Schädlinge" gehemmt, welche deren Atmungskette gewährleisten.
3. Es werden die Basenpaare der DNS unterbunden, wodurch die Vermehrung verhindert wird.
   DNS = Desoxyribonucleinsäure

8.5 Werden durch kolloidales oder ultrakolloidales Silberwasser auch gesunde Zellen betroffen?

Das ist nicht der Fall, weil sich gesunde Zellen des Menschen immer in der kolloidalen Phase (Zustand) befinden. Alle Körperflüssigkeiten.

Das wahre ultrakolloidale Silberwasser entspricht der Natur aller Körperflüssigkeiten und wird sofort in allen Stoffwechselprozessen bzw. zur Bekämpfung von pathogenen Schädlingen einbezogen = ausgeprägte Bioverfügbarkeit.

8.6 Applikation des wahren ultrakolloidalen Silberwassers

8.6.1 Orale Applikation für die innere Anwendung

Dieses in 4fach kolloidierter, als Tridestillat vorliegende wahre ultrakolloidale Silberwasser wird gewöhnlich in 100-ml-Flaschen mit 5 g 99,99%igem kolloidalem Silber zur Verfügung gestellt. Die Flasche ist mit einer Pipette versehen, mit der das wahre ultrakolliodale Silberwasser aus der Flasche entnommen werden kann.

Tagesdosis – Empfehlung

5-10 Tropfen des wahren ultrakolloidalen Silberwassers in ein Glas Wasser (0,3 l) geben und verrühren. Dann schluckweise trinken. Vor dem Hinunterschlucken Flüssigkeit 10 Sekunden im Mund behalten.

Anmerkung: Kolloidale Flüssigkeiten haben gewöhnlich eine 10fach größere Bioverfügbarkeit und Wirkung als Lösungen und Suspensionen.

8.6.2 Transdermale Applikation

Das wahre ultrakolloidale Silberwasser kann auch transdermal appliziert werden. In diesem Fall wird es auf die Haut oder Wunde (Verletzung) gesprüht. Dazu steht eine Sprühpumpe zur Verfügung.

Tagesdosis – Empfehlung

5-10 Pumpstöße auf die Haut, die Läsion (Verletzung) der Haut oder die Wunde geben. Bei großen Wunden können bis zu 20 Pumpstöße angewendet werden.

Unerwünschte Nebenwirkungen treten nicht auf.

8.7 Was ist bei der Einnahme des wahren ultrakolloidalen Silberwassers besonders zu beachten?

- Es darf nicht mit Metalllöffeln oder in Metallgefäßen eingenommen werden.
- Bitte Glaspipetten, Keramiklöffel, Glastrinkgefäße verwenden.
- Es darf nicht mit alkoholischen Getränken und Fruchtsäften eingenommen werden.
- Es darf nicht gemeinsam mit Vitaminen, besonders nicht mit Vitamin C eingenommen werden.
- Empfehlung: Ultrakolloidales Silberwasser morgens, Vitamine abends oder umgekehrt.

- Bei der oralen Einnahme durch Trinken wird empfohlen, jeden Schluck 10 Sekunden im Mund zu behalten und dann erst zu schlucken. Die Mundschleimhaut nimmt die Silberionen schon auf und signalisiert der Grundsubstanz der extrazellulären Matrix in Bereitschaft zu gehen, die Silberionen zu empfangen.
- Liegen Entzündungen der Mundschleimhaut oder des Rachenraums vor, ist Spülen und Gurgeln mit dem wahren ultrakolloidalen Silberwasser angezeigt.
- Wahres ultrakolloidales Silberwasser kann als Erste-Hilfe Spray angewendet werden, z. B. bei Schnittwunden, Entzündungen, Verbrennungen, Insektenstichen.

8.8 Haltbarkeit des wahren ultrakolloidalen Silberwassers

Das kolloidale Silber-Wasser-Gemisch hat bei 5 mg/100 ml eine weißliche Färbung und bei 10 mg/100 ml eine hellgoldene Färbung. Der kolloidale Zustand geht bei Sonneneinstrahlung nicht verloren.

Die Haltbarkeit ist unbegrenzt. Wahres ultrakolloidales Silberwasser hält nach 10 Jahren unverändert die Färbung. Schütteln braucht man eine solche Dispersion nicht, da immer noch der schwerelose Zustand gegeben ist.

8.9 Die Antibiotikakatastrophe erfordert die Renaissance des wahren kolloidalen Silberwassers

Nach offiziellen Mitteilungen der WHO (Weltgesundheitsorganisation) wird das Antibiotikaversagen zu einer Katastrophe. Bericht WHO vom 29.04.2011.

„Robert-Koch-Institut: Bis zu 20.000 Tote durch Krankenhausinfektionen.“

Stand: 15.11.2019 13:47 Uhr (Bericht der Tagesschau.de)

„Das Robert-Koch-Institut hat neue Zahlen zu Infektionen in Kliniken veröffentlicht. Demnach sterben jährlich in Deutschland schätzungsweise bis zu 20.000 Menschen durch Krankenhauskeime. Vor allem immungeschwächte Patienten sind gefährdet.

In Deutschland gibt es nach aktuellen Schätzungen jährlich bis zu 600.000 Krankenhausinfektionen.“

9 Die ewig junge und jungerhaltende Alge *Spirulina platensis*

9.1 Legende von Spirulina

Vor ca. 3000 Jahren lebte in Zentralamerika ein Indianerstamm, dessen Mitglieder an Krankheiten litten und häufig schon in jungen Jahren starben. Als sie sich wieder einmal versammelt hatten und Gott um Hilfe baten, sahen sie am Himmel eine farbige Wolke. Als sie sich näherte, entpuppte sie sich als ein Schwarm Flamingos. Sie ließen sich auf einem See nieder und fraßen die blaugrünen Pflanzen, die sich auf der Oberfläche befanden. Da entschieden die Indianer: „Die Nahrung der göttlichen Flamingos soll nun immerzu unsere Nahrung sein". Diese Nahrung war *Spirulina platensis.* Von dieser Zeit an verschwanden alle Krankheiten und Leiden. Seit dieser Zeit bezeichneten die Indianer diesen Ort „Astlan" (dort wo die Flamingos leben) und sie selbst bezeichneten sich als Azteken. Von nun an hatten sie

- die gesündesten, lustigsten und schönsten Kinder,
- die fähigsten Frauen,
- die stärksten Männer und
- weisesten Greise.

Ihre Macht und ihr Reichtum vermehrten sich von Jahr zu Jahr. Die Fama über die unermesslichen Schätze des Volkes der Azteken erreichte auch das Abendland. Die von Begehren an Reichtum besessenen spanischen Eroberer unter Führung von Cortés betraten diesen gesegneten Boden der Azteken. Der Aztekenführer Montezuma übergab beim Empfang dem Spanier Cortés Goldschmuck und einen Spirulinafladen. Empört wandte sich Cortés an Montezuma, ohne den Spirulinafladen zu beachten: „Ich brauche Gold, viel Gold." Lächelnd antwortete Montezuma: „Viel Gold gibt es in Eldorado, aber wozu brauchst du Gold, ich habe dir Spirulina angeboten, die größte Gottesgabe".

Abbildung 44: Flamingos fressen Spirulina-Algen [Foto: pasja1000/pixabay.com]

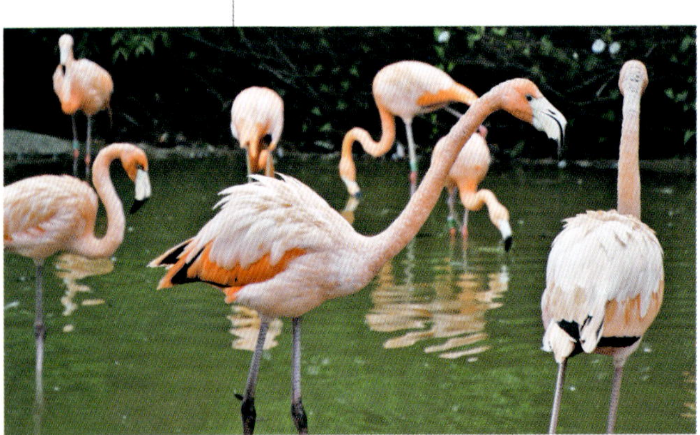

Die Spanier verboten den Azteken die Ernährung mit *Spirulina platensis*.

Über 400 Jahre benötigten die Westeuropäer, um die Legende der Azteken zu verstehen. Manche deutschen Behörden und auch Mediziner haben das bis heute noch nicht verstanden und bezeichnen die Spirulina mit ihrer Arroganz als „Humbug“.

9.2 Was ist die Spirulina-Alge?

Die *Spirulina platensis* gehört zu der Familie der Grünalgen. Wegen ihrer blaugrünen Spiralform wird sie auch als Schraubenalge oder Blaualge bezeichnet. Sie enthält 18 verschiedene Aminosäuren. Acht davon sind für den menschlichen Körper essenziell, d. h. sie müssen zugeführt werden, weil sie im menschlichen Körper nicht synthetisiert werden können. *Die Spirulina platensis* ist reich an Vitaminen und Mikroelementen. Sie enthält des Weiteren ungesättigte Fettsäuren und Chlorophyll.

9.3 Zur Langlebigkeit der Spirulina-Alge

Diese Schraubenalge besitzt die sonderbare Eigenschaft, dass sie sich durch Regenerationsprozesse in ihrem ursprünglichen Zustand „ewig“ erhalten kann, d. h. sie besitzt eine besondere „Art der Langlebigkeit“.

Bei der Suche nach der Ursache dieser Langlebigkeit der *Spirulina platensis* stellte man fest, dass sie alle die Stoffe enthält, welche die Natur selbst bilanziert und die der Mensch zur Regulation seines Stoffwechsels unbedingt benötigt. Wichtig ist noch zu vermerken, dass die *Spirulina platensis* sich in einer guten Bioverfügbarkeit anbietet und frei von jeglichen toxischen (giftigen) oder pathogenen (krank machend) Wirkungen ist. Sie stellt ein echtes Naturprodukt dar. Deshalb wurde sie schon vor mehreren tausend Jahren in der chinesischen Medizin als ein primäres Heil- und prophylaktisches Mittel bevorzugt und von den Azteken in Mexiko als eine gesundheitsfördernde Grundnahrung verwendet.

9.4 Applikation und Dosierung

Mit einer Tagesdosis von 6 g 100%ige *Spirulina platensis* (Bio) werden dem gesunden erwachsenen menschlichen Körper ausreichend Stoffe zugeführt.

Spirulina platensis ist gewöhnlich in Tabletten zu je 0,5 g verfügbar. Der Tagesbedarf für Erwachsene kann mit 12 Tabletten gedeckt werden; möglichst mit Bio-Spirulina. Dabei sollen zu der Einnahme der Tagesmahlzeiten mindestens 60 Minuten Zeitabstand eingehalten werden. Unter diesen Bedingungen ist eine optimale Wirkung von *Spirulina platensis* zu erwarten. Es können Kuren von 40 Tagen durchgeführt werden. Nach einer Pause von 10-20 Tagen kann eine neue Kur begonnen werden.

Die angegebene Tagesdosis von 6 g kann auch dauerhaft verzehrt werden. Ich verwende die tägliche Dosis schon 20 Jahre ohne Pause. Ich habe zeitweise die Dosis bis 10 g Bio-Spirulina täglich ohne Probleme gesteigert.

Kontraindikationen sind bei Personen mit Nierenerkrankungen angezeigt.

9.5 Wirkungen der *Spirulina platensis*

- **Ergänzung der im Körper fehlenden lebenswichtigen Stoffe**
- **Förderung der Regulierung der Stoffwechselprozesse**
- **Erhöhung der Reaktivität des Immunsystems (immunmodulierender Effekt)**
- **Regulierung der Darmflora**
- **Förderung des Ausscheidens von Stoffwechselendprodukten**
- **Reduzierung von chronischen Entzündungsprozessen**
- **Erhöhung der Widerstandsfähigkeit gegenüber Infektionserregern**
- **Stimulierung der geistigen und körperlichen Leistungsfähigkeit**

9.6 Für Gesichts- und allgemeine Hautpflege

Bei Hautpathologien und zur Gesichtspflege sowie zur allgemeinen Hautpflege wird empfohlen, einige Spirulinatabletten zu zerkleinern und mit warmem Wasser zu übergießen, sodass eine breiartige Masse entsteht. Dann auf die Haut auftragen, 20 Minuten wirken lassen und anschließend mit warmem Wasser abspülen.

9.7 Spirulina in der Weltraummedizin getestet

Spirulina platensis hat auch seitens der Weltraummedizin großes Interesse gefunden. Sie wird als Grundnahrungsmittel für bemannte interplanetare Raumflüge diskutiert, vor allem deshalb, weil sie sehr ertragreich auch in Raumschiffen gezüchtet werden kann, weil sie unveränderte und uneingeschränkte Langlebigkeit besitzt und den Eiweißgehalt des Menschen weitestgehend decken kann. (Auf der Erde wird ein Jahresernteertrag von 40-50 Tonnen getrocknete *Spirulina platensis* pro Hektar angegeben.)

In verschiedenen Forschungsprojekten wurden Erkenntnisse gewonnen, die für die Ernährung der Besatzung von interplanetaren Flügen bedeutungsvoll sind.

9.8 Einsatz von Spirulina bei Strahlenkrankheit

Die *Spirulina platensis* bietet sich als Kombinationspartner für Natur-Klinoptilolith-Zeolith an, weil sich in diesem Fall zwei wertvolle Wirkeigenschaften ergänzen. Die Verbindung *Spirulina platensis* und Natur-Klinoptilolith-Zeolith hat sich bei der Ausleitung von Caesium 137 und Strontium 96 im Rahmen von Strahlungskrankheiten bei der Reaktorkatastrophe 1984 in Tschernobyl als cin gutes Therapeutikum mit Kombinationen von Silikaten bewährt. Dazu liegen wissenschaftliche Erfahrungsberichte vor.

9.9 Wo wächst die Spirulina-Alge

Sie wird in verschiedenen Ländern angebaut, z. B. China, Indien, Mexiko (Texcocasee), Kalifornien, Hawaii und am Ufer des Tschadsees in Afrika.

Bezüglich der Qualität und Wirkstoffzusammensetzung gibt es Unterschiede. Allgemein wird beschrieben, dass die Spirulina-Algen aus asiatischen Anbaugebieten sowie die aus Hawaii und Kalifornien die höchste Qualität und Stabilität ausweisen. Am sichersten geht man, wenn man sich das Datenblatt mit folgenden Angaben zur Wirkstoffzusammensetzung geben oder zeigen lässt, die zu empfehlen sind.

9.10 Wirkstoffzusammensetzung

Die Spirulinaalge enthält ca. 60 % Protein (Eiweiß), 13-16 % Kohlenhydrate und 6-7 % Lipide.

- Acht essentielle (für den Menschen unbedingt erforderliche) Aminosäuren:
  - Isoleucin
  - Leucin
  - Lysin
  - Methionin
  - Phenylalanin
  - Threonin
  - Tryptophan
  - Valin

- Nicht essentielle, aber für den Menschen doch nützliche Aminosäuren
  - Alanin
  - Arginin
  - Asparginsäure
  - Cystin
  - Glutaminsäure
  - Glycin
  - Histidin
  - Prolin
  - Serin

- Die wichtigsten Vitamine
  - Biotion (H)
  - Cyancobalamin (B_{12})
  - Vitamin C
  - Ca-Pantothenat
  - Folsäure
  - Inosit
  - Nicontinsäure
  - Pyridoxin (B_6)
  - Riboflavin (B_2)
  - Thiamin (B_1)
  - Tocopherol (E)

Besonders hoch ist der Anteil von Vitamin B12 (4x höher als in der Kalbsleber).

- Carotionoide
  - α-Carotin
  - β-Carotin (Provitamin A)

- Die Spirulina-Alge ist ein basisches „Nahrungsmittel“ und kann daher den Körper entsäuern.

- Mineralien
  - Magnesium (reichlich)
  - Eisen, welches sofort bioverfügbar ist
  - Kalzium
  - Natrium
  - Kalium
  - Phosphor
  - Zink
  - Mangan
  - Kupfer
  - Chrom
  - Selen

10 Vitamin C gibt Gesundheit und rettet Leben

Die Überschrift dieses Kapitels bezieht sich auf die Zeit vor 300 Jahren im Zusammenhang mit der Seefahrerkrankheit Skorbut. Sie ist aber heute noch aktuell.

Am 10.08.1519 startete der Portugiese Ferdinand Magellan (1519-1522) seine Weltumsegelung. Von den 240 Matrosen umrundeten nur 35 die Erde. 205 Seeleute starben an Skorbut.

Die Krankheitssymptome des Skorbuts wurden folgendermaßen beschrieben: *„Das Zahnfleisch im Ober- und Unterkiefer schwoll derart an, dass es die Zähne bedeckte und der Erkrankte außerstande war, Nahrung zu sich zu nehmen. Viele verspürten so heftige Schmerzen in den Armen, in den Beinen und in anderen Teilen des Körpers, dass sie sich nicht aufrecht halten und keine Arbeit verrichten konnten."*

Danach starben sie. Als Nahrung bekamen die Seefahrer Zwieback, getrocknetes Fleisch, getrockneten Fisch. Diese enthielten kein Vitamin C.

Die erste Studie zur Anti-Skorbut-Wirkung von Vitamin C führte der englische Schiffsarzt Johannes Lind 1754 durch. Er konnte nachweisen, dass Skorbut bei Seefahrern durch Zitrusfrüchte geheilt wurde.

10.1 Mit Vitamin C gab es keine Seefahrerkrankheit und keine toten Seefahrer

James Cook: 1728-1779 Pionier der Verhinderung von Skorbut durch Vitamin-C-reiche Nahrung für die Seeleute.

1768 startete James Cook eine Weltumsegelung. Kein einziger Seemann verstarb an Skorbut. Dieser Erfolg war auf die tägliche Zufuhr von Sauerkraut und Zitronensaft zurückzuführen.

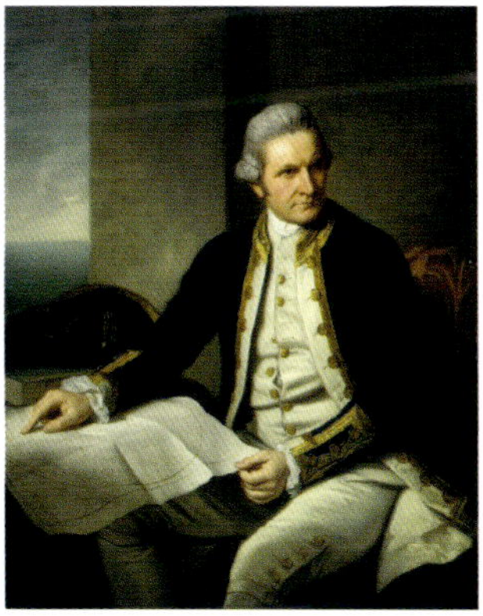

Abbildung 45: James Cook (1728-1779): Pionier der Verhinderung von Skorbut durch Vitamin-C-reiche Nahrung für die Seeleute

[Von Nathaniel Dance-Holland – from the National Maritime Museum, United Kingdom, Gemeinfrei, https://commons.wikimedia.org/w/index.php?curid=18059]

10.2 Chronischer, subklinischer Skorbut – die heutige Vitamin-C-Mangelkrankheit

Harald Krebs [2012] bezeichnet den chronischen Mangel an Vitamin C als chronischen subklinischen Skorbut. Subklinisch heißt, noch nicht voll ausgebildeter Skorbut bzw. die krankhafte Vorstufe von Skorbut.

Diese charakterisiert er mit folgenden Symptomen

- hohe Anfälligkeit für Infektionskrankheiten
- verminderte Leistungsfähigkeit
- Appetitlosigkeit
- Ermüdung bei geringer Belastung
- Blutungsbereitschaft (z. B. Nasenbluten, Zahnfleischbluten)
- Parodontose (Zahnfleischerkrankung)
- Neigung zu grippalen Infekten
- schlechte Wundheilung bei Hautverletzungen
- reduzierte Eisenresorption (Eisenmangel)

Schwerwiegende Langzeitfolgen eines Vitamin-C-Defizits können sein:

- frühzeitig einsetzende kardiale und zerebrale Gefäßsklerose (Arterienverkalkung des Herz-Kreislauf-Systems, besonders im Gehirn)
- Neigung zu Arthritiden (Gelenkerkrankung)
- Tendenz zu Frakturen (Knochenbrüche)
- frühzeitige Senilität mit beschleunigtem Abbau der körperlichen und geistigen Funktionen (frühzeitiges Altern, besonders der geistigen Prozesse)

Beim Auftreten dieser Symptome sollte unmittelbar die Zufuhr von Vitamin C erfolgen.

10.3 Chronischer subklinischer Skorbut ist keine Seltenheit

In einer Studie wurden von 2004-2008 1000 Nichtraucher im Alter von 20-29 Jahren untersucht. Dabei wurde festgestellt, dass jeder 3. Untersuchte einen subklinischen Vitaminmangel ausweist. Dieser Mangel war nachzuweisen bei Probanden mit Übergewicht, Bluthochdruck und chronischen Entzündungen.

10.4 Besonders gefährdet infolge von Vitamin-C-Mangel sind Patienten mit folgenden Erkrankungen

Patienten

- auf Intensivstationen
- mit Diabetes mellitus II
- mit Arthritis
- mit chronischen Darmerkrankungen
- mit Bauchspeicheldrüsenentzündung
- mit Osteoporose
- mit Lungenentzündungen
- mit Infektionen aller Art
- mit fortgeschrittenen Tumorerkrankungen

10.5 Was ist Vitamin C?

Vitamin C ist Ascorbinsäure (A = gegen; scorbin = Scorbut).

Die Ascorbinsäure wurde 1928 von dem ungarischen Biochemiker Albert Szent-Györgyi erstmals in reiner Form dargestellt. Sie ist im menschlichen Körper in einer großen Anzahl von Stoffwechselprozessen wichtig. Das Fehlen von Vitamin C hat die Multimorbidität zur Folge, d. h. es treten viele Krankheitssymptome gleichzeitig auf.

10.6 Zwei Nobelpreise für Vitamin C

Albert Szent-Györgyi hat Vitamin C aus Paprikaschoten und Kohl durch Kristallisationsversuche isoliert. Die Struktur wurde 1933 von dem britischen Chemiker Norman Haworth aufgeklärt.

Albert von Szent-Györgyi erhielt 1937 für seine Arbeiten über Vitamin C den Nobelpreis für Medizin und Norman Haworth 1937 den Nobelpreis für Chemie.

10.7 Warum ist Vitamin C mehr als ein Vitamin?

Vitamin C übertrifft mit seinen Multifunktionen alle anderen Vitamine um ein Vielfaches. Vitamin C ist

- an 15.000 Stoffwechselprozessen beteiligt
- bei allen Enzymen als Kofaktor
- Bioregulator/Biofaktor
- Aktivator
- Katalysator
- Antioxidant
- Entgifter
- Bakterien- und Virentöter

10.8 Die Natur benötigt Vitamin C

1. Menschen: Vitamin C muss immer zugeführt werden.
2. Tiere bilden selbst Vitamin C (Ausnahme Affen und Meerschweinchen)
3. Pflanzen: Tannennadeln weisen im Winter die doppelte Menge an Vitamin C aus als im Sommer.

Vitamin C – ein Adaptogen.

Adaptogen: Ein Stoff, der Lebewesen (Menschen, Tiere, Pflanzen) bei der Adaption (Anpassung) an veränderte oder extreme Umweltbedingungen unterstützt.

10.9 Immunkompetenz und Antioxidantienwirkung sind die wichtigsten Funktionen des Vitamin C

Die stark ausgeprägte Immunkompetenz und die starke Antioxidantienwirkung von Vitamin C gewährleistet bei den durch Viren oder Bakterien verursachten Erkrankungen die prophylaktischen und therapeutischen Wirkungen. Studien zeigen, dass bei allen viruellen und bakteriellen Infektionskrankheiten die Patienten Vitamin C hoch dosiert mittels Infusion appliziert bekommen, ihre Gesundheit schnell wiedererlangen. Dieser Effekt wurde im Jahr 2020 in der Volksrepublik China auch bei Patienten mit Covid-19-Erkrankungen massenhaft erreicht.

Vitamin C wird als außerordentlich immunkompetent eingeschätzt. Dazu muss man Folgendes wissen:

Der menschliche Körper kann mit seinem angeborenen Immunsystem natürlich gegen krankheitserregende Keime auf zwei Wegen reagieren: durch Antikörperimmunität und durch eine zellvermittelte Immunantwort. Vitamin C stimuliert beide Immunfunktionen des Menschen, die Antikörperimmunität und die zellvermittelte Immunität.

10.10 Zur Geschichte der hochdosierten Vitamin-C-Applikation

Der heutige Erkenntnisstand: Viele Studien haben bewiesen, dass hochdosiertes Vitamin C bei allen bakteriell und viruell verursachten Krankheiten sehr heilsam sein kann. Der Anfang war aber sehr schwer und fand keine Aufmerksamkeit.

10.10.1 Hochdosiertes Vitamin C bei Kinderlähmung – erstmals bei Kinderlähmung angewendet

Im Zeitraum 1940-1950 zerstörte die Kinderlähmungepidemie Gesundheit und Leben vieler Menschen. Kinderlähmung – Poliomyelitis (Kürzel: Polio) – ist eine Viruserkrankung.

Der Pionier dieser Therapie war der Arzt Fredrick Kleber aus Atlantic City, New Jersey, USA. Am 01.06.1949 präsentierte Dr. Kleber auf der Jahrestagung der „American Medical Association" (AMA) seine Therapieergebnisse von 60 Poliokranken, die er mit hohen Dosen Vitamin C geheilt hatte. Ein Auszug seiner Darlegungen:

„Es könnte von Interesse sein zu erfahren, wie Poliomyelitis in Reidsville, N. C., während der Epidemie im Jahr 1948 behandelt wurde. In den letzten sieben Jahren wurden Virusinfektionen in einem Zeitfenster von 72 Stunden durch die häufige Injektion mas-

siver Dosierungen von Ascorbinsäure oder Vitamin C behandelt und geheilt. Ich denke, wenn man Poliomyelitis-Patienten Vitamin C in derart hoher Dosierung – 600-20.000 Milligramm innerhalb von 24 Stunden – verabreicht, ist keiner von ihnen gelähmt, und es gibt keine weiteren Verstümmelungen oder Epidemien durch Poliomyelitis."

Die Ergebnisse von Fredrick Kleber wurden schweigend ablehnend zur Kenntnis genommen. Es dauerte noch acht Jahre, bis der Impfstoff zur Verfügung stand.

10.10.2 Hochdosiertes Vitamin C bei Krebserkrankungen

Hochdosiertes Vitamin C wurde auch Patienten mit Krebs appliziert und dabei wurden gute Therapieerfolge erzielt [Übersicht Levy 2020].

Doppel-Nobelpreisträger Linus Pauling, Biochemiker, hat sich auch mit der Wirkung von hochdosiertem Vitamin C an Krebskranken beschäftigt und konnte über gute Therapieerfolge berichten. Seine Erkenntnisse wurden ignoriert und werden noch heute verlacht.

Wenn man heute das Internet nach „Linus Pauling und hochdosiertes Vitamin C" durchsucht, erhält man als Erstes folgende Antwort:

„Linus Pauling ist der einzige Forscher, dem zwei ungeteilte Nobelpreise verliehen wurden: für Chemie und Frieden. In Erinnerung bleiben sein unermüdlicher Kampf um Abrüstung und das halsstarrige Festhalten am Vitamin C als Allheilmittel."

10.11 Neue Studien [2020]: Linus Pauling hatte Recht

Neuerdings wird Linus Pauling Recht gegeben. Am 12.05.2019 erschien in der PZ-Pharmazeutische Zeitung ein Artikel von Burkhard Kleuser:

„Vitamin C – Klassiker im neuen Licht", der wie folgt eingeleitet wurde: *„Neue Erkenntnisse zeigen, dass hochdosiertes Vitamin C prooxidative Wirkungen entfaltet und epigenetische Prozesse beeinflusst. Dies könnte bei der Behandlung von Krebserkrankungen eine wichtige Rolle spielen. Nur ist es mit dem Verzehr von frischem Obst nicht getan: Eine intravenöse Gabe erscheint notwendig."*

Prof. Kleuser erwähnt in seinem Artikel, dass in zahlreichen Medikamenten, die zur Therapie von Erkältungssymptomen dienen, Vitamin C zugesetzt wird, z. B. Acetylsalizylsäure oder Paracetamol.

Prof. Burkhard Kleuser ist seit 2006 Professor für Pharmakologie und Toxikologie an der Freien Universität Berlin. Seit 2009 ist er Lehrstuhlinhaber für Toxikologie am Institut für Ernährungswissenschaften der Universität Potsdam.

10.11.1 Hochdosiertes Vitamin C als Therapie und Prävention gegen Covid-19-Erkrankung – Englischer Gesundheitsexperte rätselt über die Erfolge der schnellen Corona-Infekt-Eindämmung in der Volksrepublik China

In einem Artikel von Carlo Caduff [Medical Anthropology Quarterly, Vol. 34, Issue 4, S. 467-487, 2020 *„Was ist falsch gelaufen: Corona und die Welt nach dem Lock-down"]* ist Folgendes zu lesen: *„Leider sind zum Zeitpunkt des Schreibens dieses Artikels trotz intensiver Untersuchungen viele Dinge in dieser Pandemie völlig unbekannt. Zum Beispiel wissen wir nicht, was zur Eindämmung des Ausbruchs in China beigetragen hat und insbesondere, ob staatliche Eingriffe die Ausbreitung des Virus verringert haben oder ob das Virus dort ausgebrannt ist, bevor es zu anderen anfälligen Bevölkerungsgruppen übergeht."*

Dazu die Fußnote: *„Vielleicht sollte man die 50 t Vitamin C berücksichtigen, die von der chinesischen Regierung von der Dutch Mine Company am 1. März aufgekauft wurden und sofort zum Einsatz kamen, und zwar als intravenöse Infusionen mit täglich 15.000 bis 30.000 mg. Sowohl über den Kauf des Vitamin C als auch über den erfolgreichen Einsatz wurde in Asien sehr breit berichtet. In den USA und in Europa wurde es verschwiegen."*

10.12 Des Rätsels Lösung: Die Wahrheit: Vitamin C

Mit dem hochdosierten Vitamin C wurde der Corona-Infektion in der Volksrepublik China Einhalt geboten. Darauf folgend wurden alle Beschränkungen aufgehoben, um die Wirtschaft erblühen zu lassen. China gilt als das Land mit der höchsten Vitamin-C-Produktion. Mit dem Einkauf von 50 Tonnen Ascorbinsäure (Vitamin C) war es möglich, alle Lücken zu schließen. Berichte und Studien bestätigen dies.

Diese im Februar gestartete Studie war placebokontrolliert und randomisiert. Die ersten Ergebnisse erschienen schon im Juni 2020. Das war der Stand 2020.

10.13 Andere Länder folgen dem Beispiel der Volksrepublik China

So wurde von H. Hemrila berichtet, dass in Kannada, Italien und auch in den USA Studien zur Therapie bei Covid-19-Patienten initiiert wurden.

In den USA liefen zwei weitere randomisierte, kontrollierte Studien. Eine erreichte die Effekte von i. v. Vitamin C (100 mg/kg Körpergewicht alle 8 Stunden für insgesamt 72 h) bei Covid-19-Patienten mit Lungenentzündung und die andere Studie erreichte die Effekte mit höher ansteigenden Vitamin-C-Dosen von 300 mg, 600 mg und 900 mg pro kg Körpergewicht.

10.14 Vitamin C schützt vor Zytokinsturm

Vitamin C sei essentiell für viele virale Infekte und schütze gleichzeitig vor dem sogenannten „Zytokin-Sturm", der die Lunge und Gefäße bei Erkrankungen wie COVID-19 schädigt. Bei Infektionen und besonders bei Pneumonien (Lungenentzündungen) kommt es sehr häufig zu Vitamin-C-Mangel.

Zytokine sind Botenstoffe, die bei einer Reaktion des Immunsystems gebildet werden. Durch Zytokine können bestimmte Abwehrzellen aktiviert werden. Zytokine haben Effekte auf Entzündungsprozesse, Bakterienvermehrung und die Entstehung von Krebs.

Ein Zytokinsturm ist eine potentiell lebensgefährliche Entgleisung des Immunsystems, bei der es zu einer sich selbst verstärkenden Rückkoppelung zwischen Zytokinen und Immunzellen kommt. Sie ist eine abnorme pathologische (kranke) Verlaufsform des Zytokin-Freisetzungsmechanismus.

Zytokinstürme wurden bei Covid-19-Patienten häufig beobachtet, nicht selten mit tödlichem Ausgang. Vitamin C konnte den Zytokinsturm vermindern oder verhindern und somit Leben retten. **Eine Ursache des Zytokinsturms ist Vitamin-C-Mangel bei diesen Patienten!**

10.15 Vitamin C bei Covid-19-Patienten therapeutisch effektiv

Ihren lesenswerten Übersichtsartikel hat Dr. Madeleine Wehrmann, Praxis für Regulations- und Präventionsmedizin, Thun, Schweiz mit dem Titel „Vitamin C zum Schutz vor SARS-CoV-2 und zur Behandlung von Covid-19" 2020 publiziert.

10.16 Vitamin C – ein wichtiges Antioxidant zur Verhinderung von oxidativem Stress

Die zweite wichtige Funktion des Vitamin C ist die Beseitigung überschüssiger freier Radikale. Der Überschuss von freien Radikalen ist eine zellenzerstörende Stoffwechselfehlfunktion. Oxidativer Stress wird durch Umweltschadstoffe und elektromagnetische Funkwellen verursacht und ist eine Begleiterscheinung bei chronischen und Infektionskrankheiten.

Hochdosierte Vitamin-C-Gabe vermag die überschüssigen freien Radikale zu fangen und unschädlich zu machen. Die Antioxidantienfunktion des Vitamin C beruht auf seiner Eigenschaft eines starken RED-OX-Systems.

RED-OX = Reduktions-Oxidation:

Mit dem RED-OX-System wird die Sauerstoffregulation im menschlichen Körper gesichert und überschüssige freie Radikale werden unschädlich gemacht.

Reduktion = Aufnahme von Elektronen

Oxidation = Abgabe von Elektronen

Oxidativer Stress tritt auch bei Vitamin-C-Mangel auf.

10.17 Was bewirkt chronischer oxidativer Stress im menschlichen Körper?

- beschleunigtes Altern
- degenerative Erkrankungen des Nervensystems, z. B. Demenz
- Hemmung der Spermatogenese
- Arteriosklerose
- Mitochondrienpathien
- erhöhte Virusinfektanfälligkeit
- Zellschädigungen vielfältiger Art
- Autoimmunerkrankungen
- Hauterkrankungen, Ekzeme, Melanome
- Erkrankung der Atemwege
- Fehlfunktionen des Immunsystems

10.18 Wie viel Vitamin C benötigt der Mensch täglich?

Die Deutsche Gesellschaft für Ernährung (DGE) gibt folgende Dosierungen an:

- Männer 110 mg/Tag
- Frauen 95 mg/Tag
- Raucher 155 mg/Tag
- Raucherinnen 135 mg/Tag

Leistungssportler, Schwangere und Kranke sollen noch höhere Dosen als die Raucher benötigen. Dabei ist der aktuelle Gesundheitszustand maßgeblich.

Falsche Empfehlung:
Dosierung zu niedrig!

Heutiger wissenschaftlicher Erkenntnisstand:
- Tagesdosis bei Gesunden 1000-1300 mg
- Tagesdosis bei Gestressten und Risikopersonen > 2000 mg

Einen erhöhten Bedarf haben Raucher, Alkoholiker, Senioren sowie Personen mit einer obst- und gemüsearmen Kost. Weiter haben Patienten mit Magen-Darm-Erkrankungen, Diabetes mellitus, dialysepflichtiger Niereninsuffizienz und multimorbide Patienten ebenfalls einen erhöhten Bedarf. Letztlich sollte bei starker körperlicher und psychischer Belastung, Schwangerschaft und in der Stillzeit vermehrt Vitamin C zugeführt werden, um stabile Regulationsprozesse aufrecht zu erhalten und eine Abwehrschwäche des Immunsystems zu vermeiden [Wehrmann 2020].

10.19 Welche Produkte sind Vitamin-C-reich?

In der folgenden Tabelle sind vitaminreiche Früchte und Gemüsearten aufgelistet:

Produkt	mg Vitamin C pro 100 g
Camu-Camu	2000-3000
Acerolakirsche	1700
Hagebutte	1250
Sanddornbeeren	450
Brennnessel	333
Schwarze Johannisbeere	189
Petersilie	160
Paprika	140
Brokkoli	115
Meerrettich	114
Rosenkohl	112
Grünkohl	105
Kiwi	100
Zitrone	52
Orange	50

10.20 Sanddorn, 450 mg/100 g Frucht

Sanddorn zählt zu den vitaminreichsten Früchten (450 mg/100 g Frucht). Die orangefarbige Beere wächst an dornigen Sträuchern, die einen anspruchslosen Boden benötigen. Sanddorn ist vor allem an der Ostsee auf den Dünen zu finden.

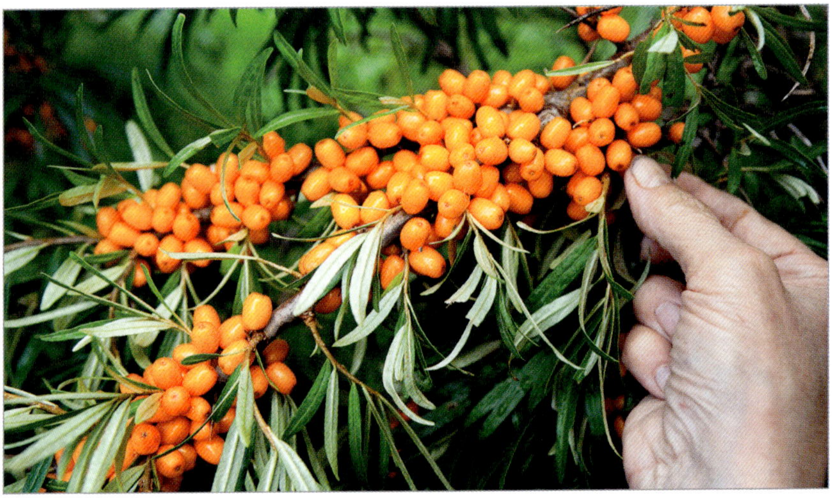

Abbildung 46: Sanddornbeeren
[Foto: shutterstock.com]

10.21 Wie können die Menschen in den Städten und Großstädten ihren Vitamin-C-Bedarf decken?

Die Urbanisierung (Stress, Luftverschmutzung → oxidativer Stress) verursacht,

- dass der Bedarf des Großstadtmenschen an Vitamin C erhöht ist.
- dass die im Supermarkt angebotenen Früchte nicht die volle Reife und nur einen geringeren Vitamin-C-Gehalt haben.
- dass durch Hydrokulturen und Industrialisierung der Landwirtschaft Vitamin C sogar fehlen kann.

Es wurde festgestellt, dass Obst und Gemüse auf Märkten, das länger der Sonne ausgesetzt ist, auch einen reduzierten Gehalt an Vitamin C hat.

Aus diesen Gründen besteht weltweit bei großen Teilen der Menschen Vitamin-C-Mangel, der sich in manchen Gebieten sogar noch **als Skorbut** zeigt, bei vielen Menschen aber **in Form des chronischen subklinischen Skorbuts** [Krebs 2010] präsentiert, ohne erkannt zu werden.

Die Deckung des Vitamin-C-Gehalts ist infolgedessen wie folgt möglich:

Sanierung des Darms mit Naturzeolith täglich. Bitte als Pulver und nach beiliegendem Schema einnehmen. (siehe Kapitel 2/4). Nach einer Stunde können dann Früchte und Gemüse (zum Beispiel Bioprodukte) verzehrt werden.

Besonders zu empfehlen ist es, Früchte, Fruchtsaft und Extrakte der Frucht von Vitamin-C-reichen Früchten zu verzehren:

- Camu-Camu
- Acerolakirsche
- Sanddornsaft
- Hagebuttensaft
- Schwarze-Johannisbeere-Saft

ACHTUNG!
Bei Säften auf den Zuckergehalt achten!

Auch eingefrorene Früchte dieser Produkte haben noch den vollen Vitamin-C-Gehalt. Aber auch Ascorbinsäurepräparate aus der Apotheke können genutzt werden, um eine Tagesdosis von zirka 1.000 mg/Tag zu erreiche. Alle angeführten Produkte und Präparate sollten möglichst nicht auf einmal, sondern auf 2-4 Teile, auf den ganzen Tag verteilt zugeführt werden.

Zu empfehlen ist des Weiteren, in regelmäßigen Abständen (die mit dem Arzt oder Heilpraktiker abzusprechen sind) hochdosiertes Vitamin C (als Infusion) zuzuführen. Da leider die Krankenkassen diese prophylaktischen Maßnahmen nicht unterstützen, ist dies für viele Menschen zu teuer.

Das betrifft besonders Senioren mit niedriger Rente und Arbeitslose. Da der Mangel an Vitamin C weit verbreitet ist, oxidativen Stress und damit Multimorbidität zur Folge hat, sollten die Krankenkassen überlegen, ob es nicht günstiger ist, den Patienten mit Vitamin C zu versorgen, als mit teuren Medikamenten oder Impfstoffen!

10.22 Blick in die Zukunft – Ultrakolloidales Vitamin C für die transdermale Applikation zur Deckung des notwendigen täglichen Bedarfs

Da ich als Arzt nach dem Prinzip des Hippokratischen Eids denke und handele und keine Profitinteressen habe, möchte ich vielen Menschen aus dieser Misere helfen und sie in den Genuss eines Vitamin-C-prophylaktischen Zustands bringen. Um das zu erreichen, ist eine einfache Methode für die Applikation von hochdosiertem Vitamin C erforderlich. Dieses Ziel zu erreichen bedeutet neue Wege zu suchen.

Aufgrund meiner langjährigen Erfahrungen mit der transdermalen Applikation von ultrakolloidalem Magnesiumchlorid, Siliziumdioxid und Silber, ist es aus meiner Sicht möglich, ultrakolloidales Vitamin C transdermal zu applizieren, weil dabei nicht der spezielle Wirkstoff, sondern sein kolloidaler Phasenzustand maßgeblich ist. Der kolloidale Wirkstoff gelangt durch die Haut in die kolloidale Grundsubstanz der extrazellulären Matrix, dann weiter in das kolloidale Blut und dann in die Zellen (siehe Seite 43-45).

10.23 Was ist ultrakolloidales Vitamin C?

Ultrakolloidales Vitamin C ist eine vierfach ultrakolloidierte Ascorbinsäure, die zur transdermalen Applikation verwendet werden kann. Es ist ein biologisches Mittel mit hoher Bioverfügbarkeit ohne jegliche unerwünschten Nebenwirkungen. Es kann zum hochdosierten Vitamin-C-Einsatz verwendet werden.

Ultrakolloidale Stoffe, die transdermal appliziert werden, sind für den menschlichen Körper Naturstoffe und werden bevorzugt aufgenommen und an die Zellen weitergeleitet. Sie besitzen eine optimale Bioverfügbarkeit.

Die Grundsubstanz der extrazellulären Matrix ist im menschlichen Organismus ubiquitär mit großen Ausmaßen verteilt. Zum Beispiel hat die Grundsubstanz der Haut die Ausdehnung von 2-3 m^2, in den respiratorischen Schleimhäuten des Verdauungstraktes von 200-300 m^2.

10.24 Was sind Kolloide?

Kolloiddisperse Verteilung = kolloidale Phase, zum Beispiel Sol.

Kolloid = griechisch Kolla = Leim. Kolloide sind Stoffe in einem Verteilungszustand, bei denen die dispersen Teilchen nur ultramikroskopisch nachzuweisen sind. Der kolloidale Zustand ist eine besondere Verteilungs- oder Zustandsform der Materie.

Sie besteht aus Teilchen größer 1-100 nm. Die Teilchen stehen untereinander in einem Spannungsverhältnis und entziehen sich daher der Gravitation. Teilchen sind Moleküle, Ionen, Molekülketten; sie sind keine Partikel.

10.25 Applikation des ultrakolloidalen Vitamin C

Dieses in vierfach kolloidierter Form, als Tridestillat vorliegende wahre ultrakolloidale Vitamin C wird gewöhnlich in 100-ml-Flaschen mit 20 g Ascorbinsäure zur Verfügung gestellt. Die Flaschen sind mit einer Pumpvorrichtung ausgerüstet. Ein Pumpstoß gibt 0,5 ml Flüssigkeit frei, die 0,1 g (100 mg) Ascorbinsäure enthält. 10 Pumpstöße enthalten 1 g (1000 mg) Ascorbinsäure. Das entspricht einer mittleren Tagesdosis für einen gesunden erwachsenen Menschen ohne Dysstress und anderen Belastungen. Diese soll mindestens auf 4 Tagesteildosen verteilt werden. Bei Bedarf kann die Tagesdosis erhöht werden.

10.26 Überdosierung und Nebenwirkungen des Vitamin C (Ascorbinsäure) möglich?

Eine Überdosierung von Vitamin C ist nicht möglich, weil der menschliche Körper den Überschuss ausscheidet.

Ascorbinsäure (Vitamin C) hat keine unerwünschten Nebenwirkungen und keine toxischen Effekte.

10.27 Wann sollte Vitamin C nicht angewendet werden? [nach Krebs 2010]

- Hämochromatose (Thalassämie)
- Antikoagulanzien-Therapie (Blutverdünner)
- Netzhautblutungen
- Natriumreduzierte Diät

Für G6PDH-Patienten ist Vitamin C absolut verboten. Dem Enzymdefekt G6PDH-Mangel liegt ein X-chromosomal vererbter Mangel des Enzyms Glucose-6-posphat-Dehydrogenase zugrunde. Von schweren Verlaufsformen sind somit fast ausschließlich Männer betroffen.

Fragen Sie Ihren Arzt unbedingt, bevor Sie das Vitamin C anwenden möchten, wenn Sie regelmäßig Medikamente einnehmen!

Die Bioverfügbarkeit des Vitamin C wird durch Magnesiumsalze unterstützt. Ultrakolloidales Vitamin C und ultrakolloidales Magnesiumchlorid vertragen sich sehr gut.

11 Sonnenvitamin D_3 – für die Gesundheit unverzichtbar

Vitamin D_3, das eigentliche ein Hormon sein soll, ist lebenswichtig für alle Zellen. Wichtig ist es für die Knochen- und Zahnstrukturen sowie das Immunsystem. Es schützt auch gegen Depressionen und degenerative Hirnkrankheiten sowie gegen Krebserkrankung und Herz-Kreislauf-Leiden. Vitamin D_3 wirkt auch als Antioxidans. Des Weiteren ist Vitamin D_3 für jeden Menschen wichtig:

- für die Hemmung des biologischen Alterungsprozesses und für die Verlängerung des Lebens in Gesundheit
- für die Steigerung der körperlichen Fitness
- für Erhöhung der Gehirnleistung und Erhalt hohen geistigen Leistungsniveaus
- für die Erhöhung der gesamten Immunabwehr, Schutz vor Infektionskrankheiten
- für die Gesundheit der Knochen
- für die Reduzierung des Risikos an Krebs zu erkranken
- steigert die Fruchtbarkeit der Frau und des Mannes
- für die Schwangere, um ein gesundes Kind zu gebären
- schützt ältere Menschen vor Knochenbrüchen, vor Infektionskrankheiten und vor chronischen Erkrankungen

Abbildung 47: So bildet sich das Vitamin D auf natürliche Weise im menschlichen Körper. Fehlt Sonne oder fehlt Cholesterin, kann kein Vitamin D_3 im Körper gebildet werden. [Hecht 2012]

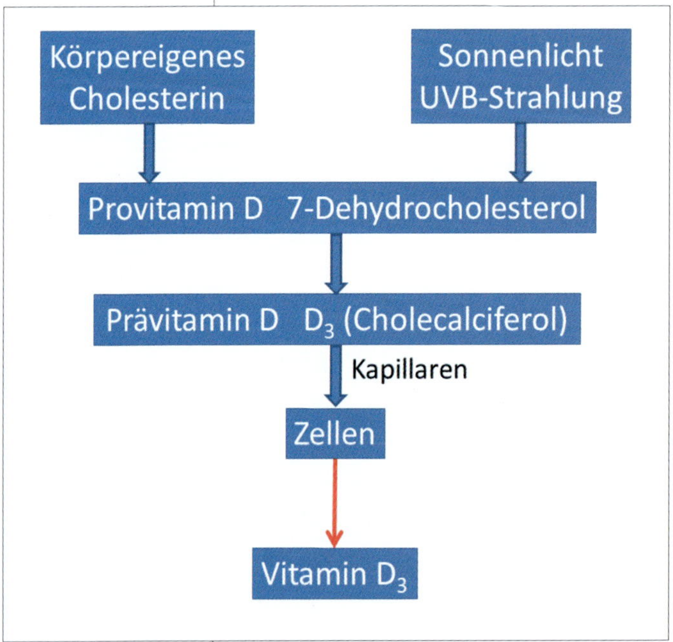

Das Vitamin D_3 ist das einzige Vitamin, das der menschliche Körper selbst produzieren kann. Dies geschieht durch das Licht der Sonne über die Haut und über die Augen, verbunden mit dem körpereigenen Stoff Cholesterin! Sonnenlicht ist der natürliche Stimulator für die körpereigene Produktion von Vitamin D und zwar durch die UVB-Strahlen von 290-310 nm, am intensivsten von 297 nm Wellenlänge.

Dabei muss Folgendes beachtet werden: Für die Vitamin-D-Bildung im Körper ist das Cholesterin unerlässlich!

(siehe Schema in Abb. 47).

Wenn man die Sonne als natürliche Quelle der Vitamin-D_3-Produktion optimal nutzen möchte, ist Folgendes zu beachten:

1. Keine herkömmlichen Sonnenöle und Sonnencremes verwenden
2. Keine Cholesterinsenker verwenden!
3. Kurzzeitiges Sonnenbaden von 10-20 Minuten in der Morgensonne. Das war seit der Heliohygiene schon in der Antike bekannt.
4. Wer sich vom Frühjahr an 1-2 Stunden mit freien Händen (Arme) und freiem Kopf in der Sonne bewegt, bekommt ausreichend Vitamin D_3 produziert.
5. Selbst im Winter bei bedecktem Himmel können die UVB-Strahlen bei Spaziergängen mit freien Händen und Gesicht Vitamin D_3 produzieren.
6. Ein langzeitiges Sonnenbaden in der Mittagssonne hemmt die Vitamin-D_3-Produktion.
7. Sonnenbrand verhindert die Vitamin-D_3-Produktion und verursacht Hautkrebs.

11.1 Cholesterinsenker verhindern natürliche Produktion von Vitamin D_3

Nun wird aber von den Kardiologen durch Verordnen von Medikamenten der wichtigste Grundstoff für Vitamin D, das Cholesterin, gesenkt.

Die Kardiologen verordnen Cholesterinsenker (Statine), die angeblich die Arteriosklerose verhindern sollen. Der Grenzwert für die Verordnung der Cholesterinsenker liegt so niedrig, dass 80 % der Weltbevölkerung krank sein und diesen benötigen sollen.

11.2 Der Cholesterinschwindel

Prof. Dr. med. Walter Hartenbach hat diese therapeutische Fehlleistung in seinem Buch „Die Cholesterinlüge" mit harten Beweisen entlarvt. Er führt Studien an, die belegen, dass mit Cholesterinsenkern die Arteriosklerose nicht verhindert, aber die Krebskrankheit verursacht wird, weil Vitamin D_3 fehlt.

In einem Buch von Anthony Colpo mit dem Titel „Der große Cholesterinschwindel. Warum alles, was man Ihnen über Cholesterin, Diät und Herzinfarkt erzählt falsch ist", entlarvt der Experte für Aufbautraining und Leistungssport ebenfalls die unsinnige Anwendung der Cholesterinsenker. Er vertritt die Meinung, dass dies der größte und erfolgreichste Schwindel der Pharmaindustrie in der Medizingeschichte ist.

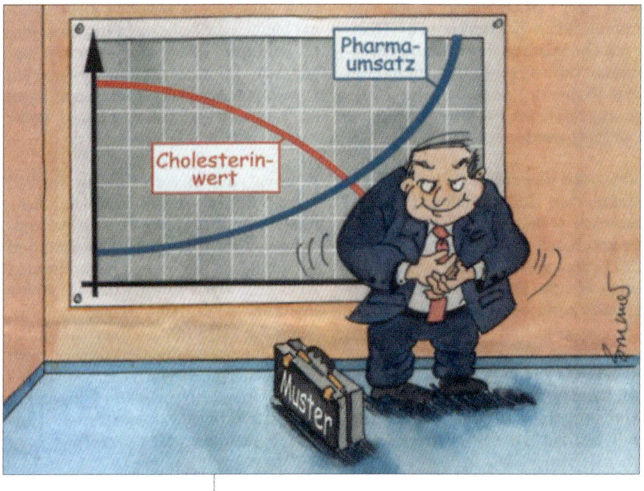

Abbildung 48:
Ohne Worte
[Quelle: Deutsches Ärzteblatt 101/16, 16.04.2004, S- C854]

Zwischenzeitlich gibt es zahlreiche Studien, die die Senkung des Cholesterinspiegels durch Cholesterinsenker als unwirksam gegen Arteriosklerose, aber als krebserregend bewiesen haben. Es ist besorgniserregend, dass ältere Menschen in Seniorenheimen keine Sonnenbäder erhalten und mit Cholesterinsenkern der Grundstoff für die Bildung des Vitamin D_3 entzogen wird.

11.3 Dosiertes Sonnenbaden verursacht keinen Hautkrebs

Manche Dermatologen empfehlen die Sonne zu meiden, weil sie Hautkrebs verursacht. Das ist aber nur ein Teil der Wahrheit. Einerseits ist zu beachten: Die Dosis macht den Stoff zum Gift. Für dosiertes Sonnenbaden am Morgen trifft das nicht zu. Andererseits ist zu beachten, dass Sonnenöle und Sonnencremes Giftstoffe wie Benzophenone und Octocrylene enthalten, bei denen Krebsverursachung belegt wurde. Auf den Südseeinseln wurde beobachtet, dass Gifte der „Sonnenschutzmittel" die Korallenbabys töten. Der USA-Staat Hawaii hat 2018 den Gebrauch von Sonnencremes und -ölen an den Stränden per Gesetz verboten.

Alles Leben auf unserer Erde ist vom Licht und der Wärme der Sonnenstrahlung abhängig. Sie sendet den Lebewesen ein breites Spektrum von elektromagnetischen Wellen, die infolge der Evolution der Natur des Menschen entsprechen.

Positiv auf den Menschen wirken die Farbschwingungen der Sonne. Die Farbenspiele beim Sonnenaufgang und Sonnenuntergang sind für die meisten Menschen ein freudiges Erlebnis. Farben präsentieren sich dem Menschen als Wellen, also als Frequenzen und finden daher in elektromagnetischen Lebewesen entsprechende Resonanz. Infolgedessen können Farben dem Menschen Kraft verleihen.

Sonnenlicht schafft Glücksgefühle durch Freisetzung entsprechender Neurotransmitter wie Beta-Endorphin, Serotonin, Dopamin und Oxitocin. Dies geschieht über die Haut und über die Augen.

11.4 Sonnenbaden und nicht Sonnenbraten

Die alten Griechen und Römer hatten festgestellt, dass das sportliche Training in der Morgensonne besonders effektiv ist, weil die trainierten Muskeln stärker und schneller gekräftigt werden. Die Geisteserhellung und auch die Verbesserung des Gedächtnisses und des Denkens durch das Sonnenlicht waren in der Antike bekannt. Heute können wir es selbst erfahren, dass wir an einem Sommertag, wenn die Sonnenstrahlen uns wecken, schnell und fröhlich das Bett verlassen. Der sonnenarme November lässt dagegen nicht wenige Menschen depressiv werden und das morgendliche Aufstehen fällt auch häufig schwer.

„Sonnenbäder sind in hohem Maße notwendig für Menschen, die von chronischen Krankheiten genesen wollen. Im Winter, im Frühjahr und Herbst sollte der Patient die Strahlen der Sonne voll auf sich scheinen lassen, im Sommer jedoch ist diese Methode wegen der großen Hitze nicht für zu schwache Patienten zu empfehlen". [Herodot]

11.5 Heliohygiene in der Antike

Herodot (490-425 v. Chr.), bekannt als Schriftsteller der Antike, gilt auch als Begründer der Heliotherapie und Heliohygiene, d. h. der Behandlung und Vorbeugung von Erkrankungen mittels dosiertem Sonnenbaden. Diese gesundheitsfördernden Therapiemaßnahmen werden als Heliosis = regelmäßiges Sonnenbaden bezeichnet.

Heliosis wurde von Helios, dem Sonnengott, abgeleitet. Auch Hippokrates, der Urvater der klassischen Medizin, hatte in seinem gesundheitlichen umwelt- und naturverbundenen Gesundheitsprogramm das Sonnenbaden mit einbezogen. Im Gesundheitszentrum (Asklepioinon) auf der Insel Kos befand sich nach Überlieferungen ein großes Solarium.

Wie im alten Ägypten und Griechenland wurde auch im alten Rom der Sonnenkult betrieben. Im alten Rom gehörte deshalb das dosierte Sonnenbaden zur Behandlung chronischer Leiden. Den alten Römern wird nachgesagt, dass sie die Heilkraft des Sonnenbadens hoch schätzten. Die gebildeten Römer sollen eine naturverbundene gesunde Lebensweise in Form von Sport, Sonnenbaden, Bädern und Hygiene sowie sauberes Trinkwasser bevorzugt haben.

In Deutschland soll gegenwärtig jeder Zweite an Vitamin-D_3-Mangel leiden. Das ist vor allem auf das „Stubenhockertum", auf die mangelnde Bewegung im Freien und auf die Einnahme der angeführten Medikamente (Cholesterinsenker) zurückzuführen.

11.6 Ursache für Vitamin-D-Mangel

- Stubenhockertum (fehlendes Sonnenlicht)
- gestörte Fettverdauung
- Leberschäden
- diverse Arzneimittel, z. B. Schlafmittel und Cholesterinsenker
- koffeinhaltige Getränke
- Magnesiummangel

11.7 Vitamin-D-Mangelerkrankungen

- Kalziumüberschuss; infolgedessen erhöhte Erregbarkeit, Reizbarkeit, Schreckhaftigkeit, Muskelkrämpfe, Muskelschwäche auftreten
- Rachitis (Knochenerweichung)
- Osteoporose
- schlechte Heilung von Knochenbrüchen
- erhöhte Infektanfälligkeit und Immunschwäche
- Begünstigung der Entstehung von Diabetes mellitus und multipler Sklerose, Autoimmunerkrankungen, Tumorerkrankungen und Arthritis

11.8 Risikopersonen für Vitamin-D-Mangel

- Kinder
- Seniorinnen und Senioren
- Stubenhocker (Computermenschen)
- Lockdown

11.9 Wie kann man den Vitamin-D_3-Bedarf zusätzlich decken?

1. **Mit Lebensmitteln:**
   - Fettfische: Heringe, Lachs, Aal, Bückling
   - Butter
   - Leber von Nutztieren
   - Öle (z. B. Leinöl)
   - Avocado

2. **Lebertran:** Als Kind erhielt ich täglich Lebertran gegen Rachitis (Knochenerweichung). Das hat gut geholfen! In Lappland (Finnland, Polarkreis) wird in der langen Winterzeit regelmäßig Lebertran verzehrt. Lebertran ist ein gutes Mittel für den Vitamin-D_3-Bedarf.
3. **Präparate:** Im Handel wird Vitamin D_3 als Tabletten, Pulver oder Tropfen angeboten. Tropfen würde ich aufgrund meiner Erfahrungen den Vorzug geben!
4. Welche Dosis?
   Deutschland ist bezüglich der Dosis von Vitamin D_3 unwissend. Die Deutsche Gesellschaft für Ernährung empfiehlt 400 I.U. (International Units) täglich.
   USA: 2000 I.U. täglich. Klinische Studien ergaben 10.000 I.U. können risikofrei und wirksam eingenommen werden.
5. Bei Applikation von Vitamin-D_3-Präparaten ist noch **Wichtiges** zu beachten:
   Der Bedarf an Vitamin D_3 ist
   - bei körperlichen Belastungen
   - im hohen Alter
   - bei gestressten Menschen
   - nach schleichender Vergiftung mit Umweltgiften
   - bei Rauchern
   - bei regelmäßigem Alkoholgenuss
   - bei Krankheiten, im hohen Alter bei Infektionskrankheiten
   - bei Hypokalzämie, d. h. bei erhöhtem Kalziumgehalt im Blut **erheblich** größer!

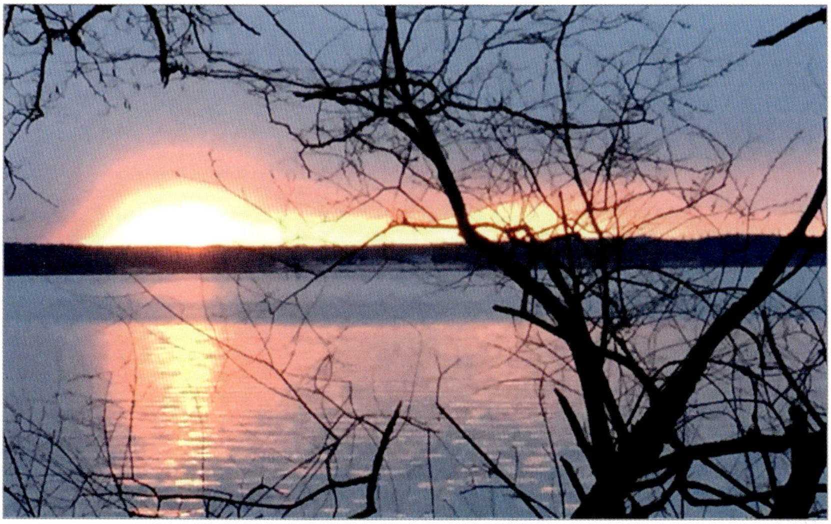

Abbildung 49:
Sonnenaufgang.
Die Begrüßung der Sonne am Morgen ist ein emotionelles Erlebnis
[Foto: Sigrid Winkler]

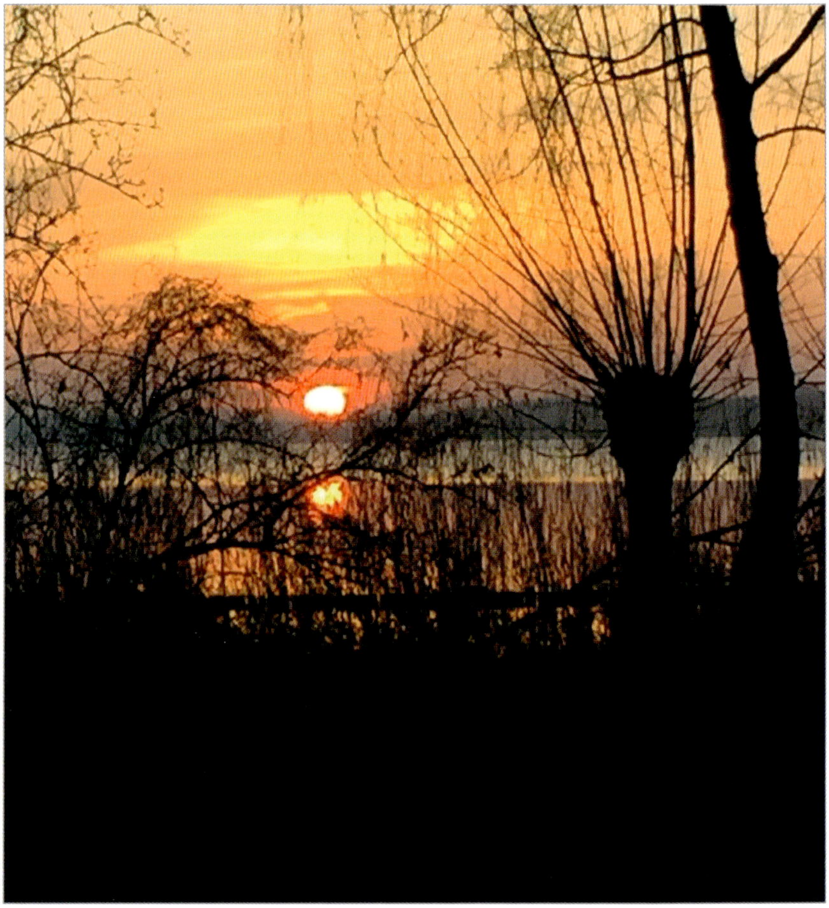

Abbildung 50: Der Tag ist erwacht. Die gesundheitsfördernden Strahlen der Sonne beginnen zu wirken
[Foto: Sigrid Winkler]

6. Wer die Sonne nicht nutzen kann, sollte von Oktober bis März unbedingt Vitamin D_3 zuführen. Wie andere Biofaktoren, benötigt auch Vitamin D_3 unbedingt die Unterstützung von Magnesiumsalzen. Bei Magnesiummangel wird Vitamin D_3 wirkungslos. Deshalb ist die regelmäßige Zufuhr, z. B. von ultrakolloidalem Magnesiumchlorid, unerlässlich, wenn Vitamin-D_3-Präparate eingenommen werden.

Der Autor bevorzugt, seinen Vitamin-D_3-Bedarf durch die Sonne zu decken. Nur im tiefsten Winter verwendet er die Tropfenform. Außerdem verwendet er gleichzeitig täglich ultrakolloidales Magnesiumchlorid als Spray.

Wer eine gesunde Langlebigkeit erreichen möchte, sollte im Sommer die Heliohygiene pflegen.

12 Mit Omega-3-Fettsäuren Stärkung der Immunabwehr, Regulation wichtiger Stoffwechselprozesse, Beseitigung von Entzündungen und Hemmung des biologischen Alterungsprozesses

12.1 Was sind Omega-3-Fettsäuren?

Die Omega-3-Fettsäuren sind mehrfach ungesättigte Fettsäuren. Folgende drei Fettsäuren sind für den menschlichen Körper wichtig und müssen unbedingt ausreichend im menschlichen Körper vorhanden sein.

1. Die Alpha-Linolensäure (ALA)
   ALA ist in Pflanzen enthalten, zum Beispiel in Leinöl, Walnussöl, Rapsöl, Hanföl, Olivenöl.
2. Eicosapentaensäure (EPA
3. Docosahexaensäure (DHA)
   EPA und DHA sind in Kaltwasserfischen enthalten, zum Beispiel Lachs, Hering, Makrele, Sardelle sowie in Mikrokrebstieren (zum Beispiel Krill) und in Mikroalgen (Spirulina-, Chlorella-Algen).
   Die Fische benötigen diese Algen, um ihre Omega-3-Fettsäuren herzustellen.

12.2 Omega-3-Fettsäuren sind für die folgenden wichtigen Körperfunktionen erforderlich

- zur Bildung körpereigener Abwehrzellen und zur Stärkung der Immunabwehr
- zum Schutz vor Infektionskrankheiten
- zur Sicherung einer optimalen Hirnfunktion
- zur Regulation der Herzfunktion
- zur Unterstützung einer normalen Augenfunktion
- zur Gewährleistung der Knochenbildung und zur Zahngesundheit
- zur Erhaltung der optimalen Muskelfunktion
- zur Gewährleistung der optimalen Zellteilung
- zur Regulation des Fettstoffwechsels
- zur Versorgung der Gelenke als Gleitstoff

12.3 Forschungsergebnisse

Eine schwedische Forschergruppe unter Leitung von A. Nilson hat festgestellt, dass Nahrungsergänzungsmittel mit Omega-3-Fettsäuren

- die Blutfettwerte senken
- den Blutzuckerspiegel herabsenken
- Entzündungen im Körper reduzieren
- die Thrombenbildung reduzieren
- den Blutfluss im Blutkreislauf, besonders im Kapillarenkreislauf, verbessern

Die folgenden Ausführungen (Texte) verdanke ich meinem langjährigen Kooperationspartner Heilpraktiker Karl-Peter Pimeshofer (Bad Reichenhall), der seit 25 Jahren die Wirkungen von Omega-3-Fettsäuren in seinen Forschungsarbeiten erkundet und in der Therapie seiner Patienten effektiv angewendet hat.

„Die vielversprechenden Gesundheitseigenschaften der Omega-3-Fettsäuren und ihr breites Wirkungsspektrum reflektieren sich zum Beispiel 2019 in 3366 erschienenen wissenschaftlichen Artikeln in der medizinischen Datenbank."

12.4 Herz-Kreislauf-Erkrankungen

„Das Interesse an Omega-3-Fettsäuren im Zusammenhang mit Herz-Kreislauf-Erkrankungen entstand nach epidemiologischen Forschungen in den 1970er Jahren. Es zeigte sich, dass unter fischessenden Populationen, wie den Grönländischen Eskimos und Japanern, die Herz-Kreislauf-Erkrankungen weitaus seltener sind, als in anderen Ländern."

Das bestätigen neue Studien.

„In einer Studie mit mehr als 125.000 Teilnehmenden führte die Verabreichung von Omega-3-Fettsäuren mit einer Dosierung zwischen 376 bis 4000 mg/Tag zu einem geringeren Risiko an Herzinfarkt, Herz-Kreislauf-Erkrankungen und Herzgefäß-Erkrankungen zu leiden."

„In diesem Zusammenhang wurde auch eine weitaus geringere Sterblichkeit an Herz-Kreislauf-Erkrankungen festgestellt, als im Weltmaßstab bekannt."

12.5 Immunsystem

„Epidemiologische Befunde haben gezeigt, dass Omega-3-Fettsäuren eine positive Rolle bei der Prävention von Herz-Kreislauf-Erkrankungen, Bluthochdruck und Entzündungskrankheiten spielen. Sie spielen aber auch eine Rolle im Immunsystem, insbesondere bei der Funktion von Makrophagen. Durch ALA, EPA und DHA haben Makrophagen nicht nur eine entzündungshemmende Wirkung, sondern erhöhen auch ihre phagozytische Kapazität.“ (Makrophagen sind Fresszellen, die Krankheitserreger unschädlich machen)

Dazu ergänzend: Gemeinsam haben Dr. med. Volker Schmiedel, auch ein führender Omega-3-Experte, und Dr. des. Uwe Gröber einen Sonderdruck mit dem Thema „Omega-3-Fettsäuren und ihre Wirkung auf unser Immunsystem“ veröffentlichten. Daraus möchte ich zitieren:

„Forscher der Uni Jena und Harvard Medical School in Boston kommen zu dem Schluss, dass die Omega-3-Fettsäuren EPA und DHA maßgeblich an der ***Aufrechterhaltung des Immunsystems beteiligt*** *sind und insbesondere für die* ***Auflösung der Entzündung*** *im Anschluss an die Immunreaktion wichtig sind.*

In einer Review aus dem Oktober 2019 beschrieben Forscher der Universität Göteborg in Schweden, dass Omega-3-Fettsäuren eher dämpfend auf unser Immunsystem wirken und dadurch ***überschießende Reaktionen und Autoimmunerkrankungen verhindern können.****“*

12.6 Entzündungen

„Die vorteilhafte Wirkung von EPA und DHA bei Entzündungskrankheiten lässt sich biochemisch dadurch erklären, dass entzündliche Signalstoffe im Blut reduziert, die Fettsäurezusammensetzung der Phospholipide in der Zellmembran verändert und die Expression von Entzündungsgenen reduziert wird. Eine 2017 durchgeführte Übersichtsstudie bewertete die Wirksamkeit von Omega-3-Nahrungsergänzungsmitteln bei Patienten mit rheumatoider Arthritis. Im Vergleich zu Placebo verringerte eine Verabreichung über 3 bis 18 Monate die Steifheit am frühen Morgen und die Schmerzhaftigkeit. Ein weiterer Bericht aus demselben Jahr zeigte, dass Omega-3-Fettsäuren eine therapeutische Rolle bei der Schmerzreduktion bei rheumatoider Arthritis spielen können. Dosen von 3 bis 6 Gramm pro Tag scheinen eine größere Wirkung zu haben als niedrigere.“

„Aus zahlreichen Wissenschaftsberichten geht hervor, dass mit Omega-3-Nahrungsergänzungsmitteln Entzündungen gehemmt werden können. Dabei wurden Erkenntnisse gewonnen, dass Omega-3-Fettsäuren besonders die stillen Entzündungen, die als Silent Inflammation bezeichnet werden, beseitigen.

Die stille Entzündung ist in der Gegenwart weit verbreitet, wird aber wenig erkannt. Sie verläuft schleichend, von Patienten unbemerkt. Sie reflektiert sich häufig bei Darmproblemen als Darmentzündung.

Die Silent Inflammation (stille Entzündung) ist ein Risikofaktor für viele chronische Erkrankungen. Damit verbunden ist eine hohe Infektanfälligkeit. (Das wurde auch bei Covid-19-Erkrankungen festgestellt.)

Die stille Entzündung lässt sich mit dem LRP-Test nachweisen (C-reaktiver Protein-Test).“

12.7 Gedächtnis und Konzentration

Forscher aus Ohio/USA, unter Leitung von J. Kiecolt-Glaser, haben nachgewiesen, dass mit Omega-3-Fettsäuren als Nahrungsergänzung die Entstehung von Demenz verhindert werden kann und Gedächtnis und Konzentration verbessert werden.

12.8 Mutter und Kind

„Wegen der hohen Konzentration in Augen und Gehirn ist DHA wichtig für die Entwicklung dieser Organe. Eine Zuführung von mindestens 600 mg DHA während der Schwangerschaft reduziert auch das Risiko einer Frühgeburt (Geburt vor der 34. Schwangerschaftswoche) und eines sehr niedrigen Geburtsgewichts (weniger als 1500 Gramm).“

12.9 Augenerkrankungen

„DHA schützt vor altersbedingter Makuladegeneration (AMD), der häufigsten Ursache für Erblindung. DHA ist eine wichtige Fettsäure in der Netzhaut, die für das Sehvermögen unerlässlich ist. Es ist möglich, dass die Atherosklerose der Blutgefäße, die die Netzhaut versorgen, eine wichtige Rolle bei der Entwicklung von AMD spielt und dass DHA bewirkt, diesen Prozess zu hemmen. Menschen, die viermal oder öfter pro Woche fetten Fisch essen, haben ein um 35 % geringeres Risiko an AMD zu erkranken, als Menschen, die weniger Fisch essen. Auch das Verhältnis von Omega 6 zu Omega 3 in der Ernäh-

rung spielt eine Rolle: Je höher dieses Verhältnis Omega 6 zu Omega 3 ist, desto höher ist das AMD-Risiko. DHA und EPA schützen die Netzhaut vor Anomalien, die durch Ischämie, Licht, Sauerstoff, Entzündungen und Alterung verursacht werden.“

Forscher aus Griechenland unter Leitung von T. Georgion, haben nachgewiesen, dass Omega-3-Fettsäuren die Augen vor Makuladegeneration schützen und die trockene Makuladegeneration stoppen können.

Ich persönlich konnte meine feuchte Makuladegeneration mit täglicher Applikation von 2 Esslöffeln Omega-3-Fettsäuren nach einem Jahr stoppen.

Die altersabhängige Makuladegeneration (AMD) ist eine Erkrankung der Netzhaut des Auges, die zum Verlust des Sehvermögens führt. Die AMD ist die häufigste Ursache von schweren Sehstörungen ab dem 50. Lebensjahr.

Es wird deshalb empfohlen, ab dem 50. Lebensjahr dafür zu sorgen, dass der Körper ausreichend mit Omega-3-Fettsäuren versorgt wird.

12.10 Fazit

Wer seine Augen gesund erhalten möchte, sollte Fische in seiner Nahrung bevorzugen, vor allem Lachs, Hering, Makrele, Sardinen und Mikroalgen.

Spätestens ab dem 50. Lebensjahr sollten Omega-3-Fettsäuren täglich zugeführt werden.

Ich bevorzuge ein Balance-Öl (Zinzino), bestehend aus EPA und DHA mit ausgewähltem nativem Olivenöl. Ich habe aber auch andere gute Omega-3-Öle verwendet, die mir geholfen haben. Dosis: 1 Esslöffel pro Tag.

13 Glycin macht die Nerven stark und schützt gegen Stressoren

Glycin ist die einfachste Aminosäure; es wird auch als Uraminosäure bezeichnet. Glycin weist gegenüber allen anderen Aminosäuren spezifische Charakteristika aus. Es spielt eine fundamentale Rolle beim Aufbau der Eiweiße im menschlichen Organismus. **Glycin übt eine Doppelfunktion im menschlichen Körper aus.**

13.1 Den Eiweißaufbau, wenn es in die Verdauung kommt (Magen und Darm)

Im menschlichen Verdauungssystem sollen täglich 4-10 g des Glycins vor allem aus der zugeführten Nahrung synthetisiert werden. Durch die Verdauungssäfte wird das Glycin so „bearbeitet", dass es in den Eiweißstoffwechsel und in die Kollagenbildung einbezogen wird. Doch in welchen Lebensmitteln ist Glycin enthalten?

Glycin ist in folgenden Lebensmitteln als chemisch gebundener Proteinbestandteil und weniger als freie Aminosäure vorhanden. Dieses kann nur wenig als Neurotransmitter wirken.

- Schweinefleisch, roh
- Hähnchenbrustfilet, roh
- Lachs, roh
- Thunfisch
- Hühnerei
- Walnüsse
- Erdnüsse
- Mais-Vollkornmehl
- Sojabohnen, getrocknet
- Linsen
- Rinderfilet
- Brathuhn
- Garnelen
- Gelatinepulver, ungesüßt
- Kuhmilch
- Kürbiskerne
- Weizen-Vollkornmehl
- Reis, ungeschält
- Erbsen, getrocknet

13.2 Glycin ist ein Neurotransmitter (Botenstoff) mit vielen Funktionen

Glycin ist aber auch ein sehr wichtiger Regulator des Gehirns für Mensch und Tiere; ein sogenannter Neurotransmitter. Es wirkt als Neurotransmitter, wenn die Substanz mikroverkapselt wird und sublingual (unter der Zunge liegend) eingenommen wird.

Glycin ist ein natürliches Nootropikum, das vom Kindesalter bis zum Seniorenalter eingenommen werden kann. Nootropika sind Wirkstoffe, die Hirnleistungen optimierend und stabilisierend beeinflussen. Noos (griechisch) = Verstand, Intellekt, Vernunft. Ein Nootropikum hat intelligenzfördernde Effekte.

Glycin ist ein Nootropikum mit sanfter, physiologischer Wirkung ohne unerwünschte Nebenwirkungen. Es

- verbessert die Hirnleistung (z. B. Gedächtnis, Konzentration, Aufmerksamkeit)
- wirkt beruhigend. Der beruhigende Effekt wird in einer schwachen ausgleichenden psychoemotionellen Reaktion reflektiert.
- bewirkt Senkung der Erregungszustände, z. B. der Reizbarkeit, der Aggressivität, der Konflikt- und Streitsucht.
- schützt die Zellverbände vor überschüssiger Stresshormonfreisetzung. Daher resultiert ein Antistresseffekt. Katecholamine sind Stresshormone (z. B. Adrenalin).
- Glycin zeigt keine Abhängigkeit (kein Suchtpotential), keine Entzugserscheinungen beim Absetzen nach längerer Applikation, potenziert nicht den Alkoholeffekt und anderer psychotroper Pharmaka.
- vermag dagegen das Entzugssyndrom bei der Therapie von Alkoholismus, Arzneimittel- und Drogenabhängigkeit zu mindern bzw. zu beseitigen.

13.3 Grundsätzliche Unterschiede zwischen Glycin und klassischen psychotropen Pharmaka

Tabelle 2: Wirkungsvergleich von Glycin und Psychopharmaka

Wirkungen	Psychopharmaka	mikroverkapseltes Glycin
Sedierung	stark	sanft
Muskelrelaxation	ja	nein
Abhängigkeitspotential	ja	nein
psychophysiologische Reaktionsgeschwindigkeit	Verminderung	Steigerung
intellektuelle Arbeitsfähigkeit	Abschwächung	Steigerung
Veränderung des sedativen Effekts durch Dosiserhöhung	Zunahme	keine Veränderung
geistige Arbeitsfähigkeit	Verminderung	Steigerung
Integration in den Hirnmetabolismus	keine	vollständig
unerwünschte Arzneimittelwirkungen (UAW)	vielfältige	keine
Interaktion mit Alkohol	Verstärkung	keine

13.4 Mikroverkapseltes Glycin in Deutschland als Bidicin erhältlich

Dieses mikroverkapselte Glycin wurde von der Moskauer Kinderärztin und Neurochemikerin Dr. Irina Komissarova entwickelt und weltweit als mikroverkapseltes Biotiki-Glycin patentiert. Die beschriebenen Effekte hat nur das Biotiki-Glycin, das in Deutschland originalgetreu unter dem Namen Bidicin in Apotheken erhältlich ist. Glycin hat keine unerwünschten Nebenwirkungen und kann nicht überdosiert werden.

13.5 Besondere Aspekte der therapeutischen Wirksamkeit von mikroverkapseltem Glycin (Biotiki)

- universelle Antistress-Wirkung
- Normalisierung des Nervensystems bei Übererregung oder Überbelastung
- Verbesserung der geistigen Leistungsfähigkeit und des Gedächtnisses
- Entgiftende Wirkung bei Arzneimittel-Intoxikationen
- Unterstützung der Entzugskuren bei Süchtigen (Alkohol, Narkotika, Drogen)

Besonders wichtige Merkmale von mikroverkapseltem Glycin (Biotiki), in Deutschland als Bidicin in der Apotheke erhältlich:

- keine Gegenanzeigen und keine unerwünschten Nebenwirkungen
- keine Altersbeschränkungen für die Einnahme
- vielfältige Möglichkeiten für die Auswahl der individuellen Dosierung
- Möglichkeit komplexer Behandlungspläne in Kombination mit anderen Präparaten

Ich selbst habe mit Prof. Dr. Irina Komissarova bis zu ihrem Tode über zehn Jahre zusammengearbeitet und Glycin Biotiki erfolgreich bei Schlafstörungen, Stresserkrankungen, der Verminderung oder Bewältigung von Abstinenzerscheinungen nach Absetzen von Medikamenten und sogar bei einem Patienten mit Wachkoma erfolgreich angewendet.

13.6 Entgiftung mit mikroverkapseltem Glycin

Glycin hat die Eigenschaft der unspezifischen Konjugation von Xeno-Biotika, wenn Wirkstoffe mit toxischen Nebenwirkungen die Zelle erreichen. Die Xeno-Biotika gehen eine Symbiose mit Glycin ein und schwächen die toxischen Wirkungen ab oder beseitigen diese vollständig. Dies erfolgt durch Umbildung von metabolischen

Prozessen (Xeno-Biotka sind körpereigene Substanzen, die den Organismus zur Abwehr veranlassen). Durch glycininduzierte, direkte, unspezifische Konjugation von Xeno-Biotika erfolgt die Bindung von toxischen Stoffen oder die Umwandlung dieser toxischen Stoffe in einen für den Organismus weniger gefährlichen Metabolismus.

Dieser Mechanismus erklärt die Abschwächung der Alkoholwirkung, der Entzugssymptomatik bei Drogen-, Alkohol- und Arzneimittelabhängigen und von der Neutralisierung von UAW (unerwünschte Arzneimittelwirkung) verschiedener Pharmaka durch Glycinapplikation.

13.7 Mikroverkapseltes Glycin hilft Kindern bei der Adaption an die Schulzeit

In der Kinderneurologie wird mikroverkapseltes Biotiki-Glycin bei Neurosen, neuroseähnlichen Zuständen, Kopfschmerzen unterschiedlicher Genese, Folgen von Schädel-Hirn-Traumata und Neuroinfektionen angewendet.

Mikroverkapseltes Glycin wurde Kindern für den Adaptationszeitraum im 1. Schuljahr sowie prophylaktisch gegen geistige Überlastung und psycho-emotionale Anspannung bei Prüfungsvorbereitung und während der Prüfungen, Klassenarbeiten u. Ä. für einen Behandlungskurs (Dauer 15-30 Tage) je 1 Tablette 3-mal täglich verordnet.

Ergebnis: Die Untersuchungen, die im Zeitraum von 3 Jahren an unterschiedlichen Schulen (allgemeinbildenden, spezialisierten, Schulen mit erweitertem Fremdsprachenunterricht, Sonderschulen für Kinder mit ausgeprägter psychischer Unterentwicklung), in verschiedenen Korrektionsklassen und unter Jugendlichen mit deviantem Verhalten (über 800 Personen) durchgeführt wurden, belegen, dass die Behandlung mit mikroverkapseltem Glycin eine korrigierende Wirkung auf den neuropsychischen Status und auf das Immunsystem der Kinder hat. Glycin ist für Kinder besser als jedes andere Arzneimittel.

13.8 In Deutschland sollte das Suchtmittel Ritalin durch Glycin ersetzt werden

Ritalin ist chemisch ein Methylphenidat, ein Abkömmling des Rauschmittels Amphetamin, welches euphorische Stimmung erzeugt und im Zweiten Weltkrieg als „Heldenmacher" vor Kampfeinsätzen den Soldaten in einer speziellen Schokolade verabreicht wurde.

Dieser Wirkstoff wird heute Kindern mit dem ADHS (Aufmerksamkeits-Defizit-Hyperaktivitäts-Syndrom) auch als Zappelphilipp-Syndrom bezeichnet, regelmäßig verabreicht. Ich sehe hier eine große Gefahr für die Kinder, denn das Ritalin hat auch laut Beipackzettel eine Anzahl von unerwünschten Nebenwirkungen: Kopfschmerzen, Schlaflosigkeit, Mundtrockenheit, Nervosität, Depressionen, Angstgefühle, Verwirrung, Anspannung, Schwindelgefühl, Zittern, Kribbeln in Armen und Beinen, Aufstoßen, Erbrechen, Selbstmordgedanken, Selbstmordversuche, Selbstmord.

13.9 Mikroverkapseltes Glycin – effektiv in der Therapie von Schlaganfallpatienten

Glycin bewirkt während einer sechstägigen Applikationskur im Vergleich zu nicht mit Glycin behandelten Patienten eine Beschleunigung der Rückbildung der neurologischen und Bewusstseinsstörungen sowie der Hirnstammsymptomatik und der Beseitigung der Herde ischämischer Schädigungen im Gehirn.

Es wurde darüber hinaus festgestellt, dass die frühzeitige Applikation von mikroverkapseltem Glycin sogar diese Schäden verhindern kann. Deshalb erfolgt an die Notfallmedizin eine Dienstanweisung mit folgendem Inhalt:

13.10 Dienstanweisung an die Notfallmedizin

Die Erfahrungen mit erfolgreicher Anwendung von Glycin in der akuten Phase des zerebralen ischämischen Insults gab Anlass zu folgender Dienstanweisung des Ministeriums für Gesundheitswesen der RF (Russische Föderation) an die Notfallmedizin, wodurch Folgeschäden prophylaktisch effektiver entgegengewirkt werden konnte.

Dienstanweisung des Ministeriums für Gesundheitswesen der Russischen Föderation (RF) Nr. 25, vom 25.01.1999:

„Über Maßnahmen zur Verbesserung der schnellen Medizinischen Hilfe" (Notfallmedizin) – „Patienten mit gestörtem Hirnkreislauf ist sofort sublingual das Präparat Glycin zu applizieren." – „Glycin gehört in die Arzneiausrüstung der spezialisierten, neurologischen Erste-Hilfe-Einsatz-Mannschaften."

Die Wirkungseffekte von Glycin bei der Anwendung des akuten Insults (Schlaganfall) und der damit einhergehenden Ischämie (Durchblutungsstörungen) werden in meinem Buch „Glycin" (siehe Coverübersicht) für die medizinischen Fachexperten ausführlich beschrieben.

13.11 Weitere Beispiele von der Wirkung mikroverkapselten Glycins

Wesentliche natürliche Wirkungen des Glycins als Nootropikum im Gehirn:

- Steigerung des Hirnstoffwechsels
- Hemmung von Übererregbarkeit
- Verbesserung der Denkleistung
- Verbesserung des Gedächtnisses
- Verbesserung des Schlafs
- Rhythmusgestaltung – „innere Uhr"
- Aufbau von Peptiden und Proteinen
- schlafregulierend
- Aktivierung des Glycins im Körper des Menschen durch motorische Aktivitäten (Sport, Tanzen, Wandern, Joggen, Waldwandern)

Auch erwähnenswert: Mikroverkapseltes Glycin kann als Antioxidans (Fänger von freien Radikalen) wirken und bei der Korrektur der Regulation des metabolischen Syndroms (Fettsucht, Diabetes mellitus, Bluthochdruck) gute Unterstützung geben.

Die schwedischen Wissenschaftler Gundersen et al. [2005] publizierten einen Artikel mit dem Titel „Glycin, ein wichtiger Neurotransmitter und zellenfördernder Wirkstoff" in der Zeitschrift Acta Anaesthisiologica Scandinavica, 40/8, 2005. Sie beschreiben die große Bedeutung des Glycins als Neurotransmitter, als entzündungshemmenden Faktor und als die immunologischen Prozesse fördernden Wirkstoff.

13.12 Die Dosis des mikroverkapselten Glycins

Die Tagesdosis für den Erwachsenen beträgt 0,5 g mikroverkapseltes Biotiki-Glycin.
Die Applikation erfolgt chronobiologisch nach folgendem Zeitschema:
je 1 Tablette (0,1 g) sublingual einnehmen um
– 07:00 Uhr – 13:00 Uhr – 19:00 Uhr – 20:00 Uhr – 21:00 Uhr
(Sublingual: Tablette unter Zunge legen, langsam zergehen lassen – bis 30 Minuten).

Anmerkung: Die hier beschriebenen Effekte wurden ausschließlich mit dem mikroverkapselten Glycin Biotiki (Bidicin) erzielt. Für alle von anderen Firmen produzierten Glycin-Präparate kann ich keine Verantwortung übernehmen.

(Es besteht kein Interessenkonflikt.)

14 Dunkle Schokolade und Kakao gewährleisten Gehirngesundheit und flüssiges Denken

In den letzten Jahren mehren sich solide, firmenunabhängige Studien, die den Wert der dunklen Schokolade mit mindestens 70 % Anteil Kakao für die ganzheitliche Gesundheit, besonders aber für die Gehirngesundheit hervorheben. Nach Untersuchungen von Wissenschaftlern des Instituts für experimentelle Biologie San Diego (Kalifornien), wurden in zwei Studien folgende Ergebnisse erzielt: Verbesserung der Funktion des Gehirns und Verbesserung des Gedächtnisses, Stärkung des Immunsystems sowie die Wirkung der Schokolade als Antioxidant (Fänger von den körperschädlichen freien Radikalen) (oxidativer Stress).

14.1 Mit dunkler Schokolade besseres Gedächtnis

Diese Wirkung wird auf Inhaltsstoffe zurückgeführt, die als Flavonoide bezeichnet werden. Sie wirken nach Aussage der Forscher besonders auf das Hirnareal, das die Bezeichnung Hippocampus hat. Der Hippocampus ist vor allem für die emotionale und Gedächtnisfunktion verantwortlich. Auch wurde festgestellt, dass die Flavonoide des Kakaos in der dunklen Schokolade (70 %) die Neuroplastizität (Flexibilität) und die Interaktionen innerhalb der Nervenprozesse stimulieren, die das Gleichgewicht zur Umweltbeziehung herstellen. Nach einer anderen Studie des Polytechnischen Instituts in Coimbra (Portugal) haben Jugendliche mit hohem Blutdruck im Alter von 18-27 Jahren täglich 30 g 55%ige und 90%ige dunkle Schokolade über einen Zeitraum von 30 Tagen erhalten. Besonders starke Effekte hatte die 90%ige. Sie bewirkte eine Regulierung des Blutdrucks und verbesserte die Elastizität der Arterien (Blutgefäße). Das Herz wurde durch die dunkle Schokolade optimal geschützt.

14.2 Unterstützung der Verarbeitung von Stress im Gehirn

In Übersichtsarbeiten wurde berichtet, dass täglich 20 Gramm Zartbitterschokolade (70 % Kakaoanteil) die bessere Verarbeitung von Stress bewirken, die allgemeine emotionale Stimmung steigern (fröhliche und optimistische Stimmung), das Gedächtnis verbessern, die Arterien (Blutgefäße) vor Verkalkung schützen, das Schlaganfallrisiko vermindern, das Herz stärken und den Eisengehalt und den Magnesiumgehalt erhöhen und Mangel ausgleichen.

Weitere Studien belegen folgende Wirkung des Kakaos:

- Aktivierung des Verdauungssystems
- Hemmung die Entwicklung von Krebszellen
- Linderung von Reizhusten besser als Codein
- Stimulierung der sexuelle Lust

Des Weitern soll die Antioxidantienwirkung von Kakao in der dunklen Schokolade hervorgehoben werden.

Diese Effekte gibt es nicht bei Vollmilchschokolade, sondern nur bei über 70%iger reiner Zartbitterschokolade ohne Zusatz von Nüssen, Früchten und anderen Stoffen. Das ist unbedingt zu beachten!

Im Rohkakao sollen über 300 Wirkstoffe enthalten sein, die in dieser Kombination auf die Gesundheit wirken, ganz besonders auf den Stoffwechsel des Gehirns, auf das gesamte Nervensystem und Immunsystem sowie auf den Hormonstoffwechsel und auf das Lymphsystem.

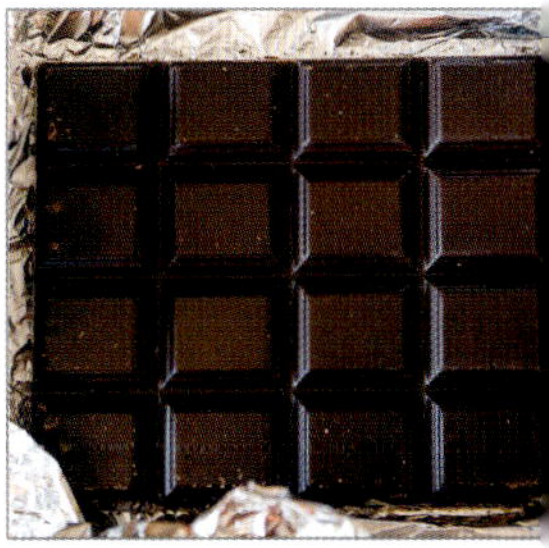

Abbildung 51: Zartbitterschokolade ohne Zusatz anderer Stoffe
[Foto: Jacqueline Macou/pixabay.com]

14.3 Dunkle Schokolade enthält wichtige Biofaktoren

Besonders hoch ist der Anteil des Magnesiums (500 mg in 100 g dunkler Schokolade), des Eisens (7,3 mg in 100 g dunkler Schokolade). Von besonderer Bedeutung sind die Flavonoide. Sie können hohen Blutdruck senken. Nach einer Studie der Universität L'Aquila (Italien), erhöht Kakao in der dunklen Schokolade (72 %, täglich 25 g) die Wahrnehmungsfähigkeit älterer Menschen und verbessert auch deren Gedächtnis. Der Wortfluss soll beim Sprechen besser vonstatten gehen. Kakao und dunkle Schokolade wirken auch gegen Demenz.

Das Theobromin im Kakao kann Kopfschmerzen beseitigen und Herzrasen verhindern. Es stimuliert aber auch den gesamten Kreislauf, die Atmung und die Fettverbrennung. Aus diesem Grund soll Kakao kein Dickmacher sein. Theobromin soll dem Koffein in seiner Wirkung überlegen sein.

Kakao enthält auch die wichtigen Neurotransmitter, die Glücksgefühle auslösen können, z. B. Dopamin, Endorphin und Serotonin. Deshalb beugt dunkle Schokolade Depressionen vor. Kakao ist auch gut für die Haut. Dunkle Schokolade kann als ein gutes Mittel für die ganzheitliche Gesundheit angesehen werden. Mit Recht verdient der Kakao den ehrenden Namen „Speise der Götter", wie ihn die Mexikaner nennen. Daher liebt der Autor dunkle Schokolade, die er seit Jahren täglich bei wissenschaftlichen Tätigkeiten genießt und damit seine Gedanken zum kreativen Fließen bringt.

15 Blaubeeren fördern die geistigen Prozesse und schützen vor Demenz

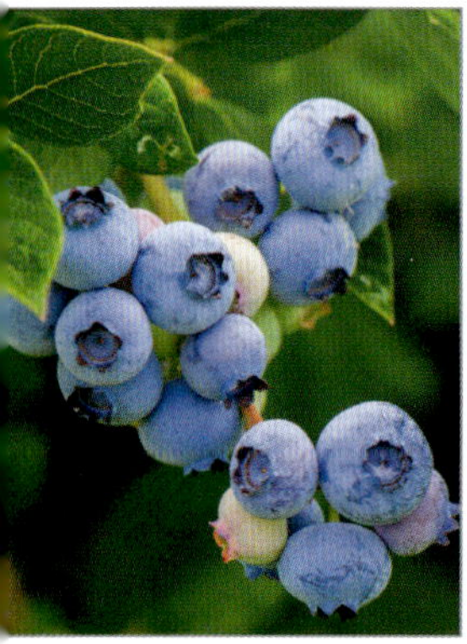

Abbildung 52: Blaubeeren
[Foto: Chiem Seherin/pixabay.com]

Blaubeeren, auch als Heidelbeeren bezeichnet, sind Förderer der geistigen Tätigkeit und schützen vor chronischen Erkrankungen.

Blaubeeren enthalten Vitamin C, Kalium, Zink, Folsäure und Eisen sowie Gerb- und Pflanzenfarbstoffe (Polyphenole). Polyphenole sind sekundäre Pflanzenstoffe, die Zellen erneuern, Entzündungen hemmen und das Immunsystem fördernd stimulieren. Aus wissenschaftlichen Studien geht hervor, dass das tägliche Verzehren von Blaubeeren positive Effekte auf die gesamte Gesundheit, auf die Gehirnfunktionen und auf die geistigen Leistungen, auf Stoffwechselfunktionen, auf den biologischen Alterungsprozess und auf das Redox-System (Sauerstoffregulationssystem) bewirkt.

Blaubeeren enthalten auch Anthocyane. Sie geben den Beeren die blaue Farbe und schützen gegen Strahlenbelastungen, Infektionskrankheiten und Demenz. Blaubeeren (Früchte oder Säfte) gelten als ein wichtiges Mittel der Demenzprävention. Mehrere Forscherteams haben sich mit der vorteilhaften Wirkung der Blaubeeren auf geistige Leistungen beschäftigt. Sie stellten fest, dass auch Menschen fortgeschrittenen Alters vom Blaubeerverzehr profitieren. Sie stellten Verbesserungen des Arbeitsgedächtnisses, der geistigen Beweglichkeit, der Selbstkontrolle und Selbstbeherrschung fest und in Verbindung damit eine Senkung des Risikos an Demenz zu erkranken.

Eine Recherche von wissenschaftlichen Publikationen ergab, dass Blaubeeren folgende gesundheitsfördernde Effekte bewirken können:

- Schutz vor Herz-Kreislauf-Erkrankungen
- Senkung des hohen Blutdrucks
- Verbesserung der Muskelregulation
- Lindern oder Verhindern von Entzündungen
- Verhindern von Krebserkrankungen
- präventive Wirkung gegen neurodegenerative Erkrankungen (Demenz, Parkinson'sche Krankheit, Schlaganfall)

Meine Empfehlung aufgrund meiner Erfahrungen und Erkenntnisse: Verzehren Sie täglich 100-200 g Blaubeeren oder trinken Sie 100 ml puren Natur-Blaubeersaft (ohne Zucker). Von mir kann ich berichten, dass ich täglich entweder 100 ml Blaubeersaft trinke oder 200 g Blaubeeren verzehre.

16 Geistige und körperliche Leistungskraft durch Maca – der Königin der Anden

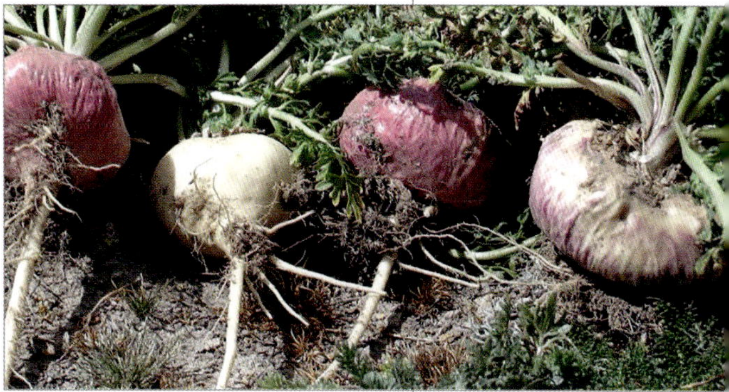

Abbildung 53: Weiße und violette Macaknollen [Foto: Hecht 2016]

In den letzten Jahrzehnten hat die Macaknolle, eine Pflanze, die nur in den Anden Perus in Höhen von 3800 bis 4300 m gedeiht, weltweit Aufmerksamkeit auf sich gelenkt.

Als Beispiel möchte ich das Wall Street Journal vom 22.12.2014 anführen, in dem die Journalistin Laura Johannes ausführlich über die Macaeffekte unter der Überschrift „Maca: Kann eine Wurzel Lebensenergie und Liebeslust steigern?“ berichtet. Der Anspruch: Einer rettichähnlichen Wurzel aus den Bergen von Peru werden weitreichende gesundheitsfördernde Wirkungen und eine mögliche Steigerung der Libido zugesprochen. Das Urteil: Kürzlich wurde in einer Studie festgestellt, dass die Macawurzel bei der Behandlung von Depressionen bei älteren Frauen helfen kann und viele Untersuchungen zeigen, dass sie hilfreich bei der Behandlung von Symptomen der Menopause sein und die sportliche Leistung und die Sexualität steigern kann.

Firmen, die die Macaknollensubstanz anbieten, bezeichnen sie lapidar als „natürliches Viagra“ oder als „Andenginseng“. Das trifft nicht die Kernwirkung von Maca. Macaverzehr vermag viel mehr zu bewirken, nämlich Lebensenergie zuzuführen!

16.1 Maca-Wirkung seit 2000 Jahren bekannt

Seit der Inkazeit (14.-16. Jahrhundert) gibt es verbriefte Berichte über Nutzung und Wirkung der Macawurzel (Synonym: Macarübe, Macaknolle), vor allem wegen ihrer kräftespendenden, aphrodisierenden (sexuelle Lust auslösend) und fruchtbarkeitserzeugenden Effekte. Diese sollen den dortigen Urbewohnern schon vor 2000 Jahren bekannt gewesen sein. In diesem Zusammenhang wird erzählt, dass es ein Hirte war, der Schafe (manchmal wurde auch von Ziegen geschrieben) hütete und feststellte, dass die Tiere seiner Herde an Vermehrungsstörungen litten und seine Herde somit immer kleiner wurde. Ein Traum gab ihm den Hinweis, seine Tiere mit der Macawurzel zu füttern. Von diesem Zeitpunkt an vermehrten sich die Tiere mit großer Intensität und seine Herde wurde von Jahr zu Jahr bedeutend zahlreicher.

16.2 Was ist Maca?

Unbestritten ist aber Folgendes: Die Macaknolle selbst ähnelt in der Struktur unseren Kohlrüben und Rettichen. Sie haben eine Länge von 2 bis 14 cm und einen Durchmesser von 3 bis 5 cm. Es gibt, wie schon erwähnt, unterschiedlich gefärbte Macaknollen: weiße, gelbe, rosafarbene, rote und schwarze. Insgesamt soll sie in 13 verschiedenen Farben vorkommen.

Den Samen, der zur Vermehrung der Maca verwendet wird, bietet die Pflanze mit Schötchen von 4 bis 5 cm Länge an. In jedem Schötchen ist nur ein Samenkorn enthalten.

Die Maca ist eine sehr kräftige, witterungsstabile Pflanze, die intensiven Temperaturschwankungen von +40 bis -20 °C standhalten soll. Auch der Höhen-UV-Strahlung widersteht sie. Die Völkergruppen, die seit zirka 2000 Jahren die Macawurzel für ihre Ernährung verwendet haben, äußern die Überzeugung, dass sich diese robusten Eigenschaften der Maca bei Genuss auf die Menschen übertragen. Das ist ein Faktor, warum man die Maca als Adaptogen einstuft, als anpassungsfähiges und anpassungsstimulierendes Produkt.

Adaptogen wird von Adaptation = Anpassung abgeleitet. Anpassen heißt, sich durch die ständig sich verändernden Lebensbedingungen nicht aus dem Gleichgewicht bringen zu lassen. Das ist in der heutigen Leistungsgesellschaft nicht einfach. Adaptogen wirkend bedeutet, den Menschen in seinem Anpassungsprozess zu unterstützen. Ein Adaptogen ist ein natürliches Mittel, welches diesen Prozess ohne Aufpeitschen und ohne unerwünschte Nebenwirkungen regulieren hilft.

Die Macaknolle enthält eine große Menge an Kohlenhydraten. Daraus resultiert der karamellartige süße Geschmack. Nach der Trocknung der Knolle ist der scharfe Geschmack der frischen Knolle nicht mehr vorhanden. Der Reichtum an Kohlenhydraten erklärt die Tatsache, dass die Maca vielfältige Verwendungsmöglichkeiten bietet, z. B. als Brei, der Mazamara genannt wird. Mit Milch gekocht soll Maca einen aromatischen Pudding geben. Aus Macamehl sollen verschiedenartige Backwaren hergestellt werden.

Ein Energiegetränk, welches Maca Chichira genannt wird, wird auch aus Macamehl hergestellt und soll kraftstärkende Wirkung haben.

Der Macaknolle wird seit zwei Jahrtausenden eine Fruchtbarkeitswirkung bei Mensch und Tier nachgesagt.

16.3 Was versteht man unter einem aphrodisierenden Effekt? Was ist ein Aphrodisiakum?

Die Bezeichnung kommt aus der altgriechischen Sprache. Sie ist von der Göttin der Liebe „Aphrodite“ abgeleitet. Ihr zu Ehren wurde ein Aphroditekult mit dem Fest Aphrodisia betrieben. Diese Feste wurden in der Stadt der Antike Aphrodisias gefeiert. Ein Aphrodisiakum ist ein Mittel, welches die Liebeslust steigern kann. Diese Eigenschaft wird auch der Macaknolle zugesprochen. Aphrodisiaka wurden schon in der Antike angewendet wie Alraune, Sauerampfer, Safrankrokus, Meeres- und Stranddistel – mehr oder weniger Rauschmittel, die gern dem Wein beigemischt wurden.

In den letzten 10 Jahren wurde von Wissenschaftlern aus verschiedenen Ländern die der Maca zugesprochene Wirkung mit modernen Methoden untersucht. Besondere Verdienste haben sich dabei erworben: Dr. Gloria Chacon Roldau Pera, die 1961 die kultivierte Maca vor dem Aussterben gerettet hat, sowie Gustava Francesco Gonzales, Professor an der Universität Lima und Prof. Dr. Henry O. Meissner (Australien, Neuseeland), der sehr viele klinische Studien zur Wirkung der Maca auf den Alterungsprozess von Seniorinnen und Senioren durchgeführt hat.

16.4 Maca „verscheucht“ die Wechseljahressymptome

Wissenschaftler von der australischen Victoria Universität in St. Albans prüften in einer randomisierten Doppelblindstudie den Einfluss von Maca auf die Wechseljahr- (postklimakterische) Beschwerden. 12 Wochen lang bekamen die Teilnehmerinnen der Studie täglich 3,5 g Macaextrakt zum Verzehr und in den darauf folgenden Wochen ein Placebo verabreicht. Der Blutspiegel der Sexualhormone der Frauen veränderte sich nicht. Aber während der Applikationsdauer kam es zu einem Anstieg des sexuellen Verlangens und zur Aufhebung der bekannten physischen (körperlichen) und psychischen Symptome, die in den Wechseljahren auftreten. Damit wird ein weiteres Mal die adaptogene Wirkung der Maca bestätigt.

Mit einer gleich angelegten Studie zur Wirkung von Maca auf die Symptome der Menopause erhielten USA-Wissenschaftler die gleichen Ergebnisse.

Prof. Meissner und seine Mitarbeiter berichten ebenfalls über die Kompensierung der Wechseljahressymptome und vertreten die Auffassung, dass Macatherapie eine Alternative zur belastenden Hormontherapie sein kann. Selbst ist Maca aber kein Hormon. Auch die die Menopause gewöhnlich begleitende Osteoporose konnte durch Macatherapie verhindert werden.

16.5 Bei Frauen soll sie folgende Effekte ausgelöst haben

- Steigerung der körperlichen und geistigen Leistung. Maca gilt als ein Energiespender.
- Verbesserung der Gedächtnisleistung
- Sicherung der Knochengesundheit, vor allem auch in der Menopause. Somit hat Maca eine Antiosteoporose-Wirkung
- Aphrodisierende Effekte. Maca bringt Lust und Glück ins Schlafzimmer
- Steigerung des sexuellen Verlangens
- Ausgleich in der Regulierung des Gefühlslebens, angstlösend
- Reduzierung der üblichen Begleitsymptome der Menopause (körperlich und psychisch)
- Fruchtbarkeit, Erfüllung des Kinderwunsches

16.6 Maca beseitigt die durch Antidepressiva verursachte sexuelle Dysfunktion

Wissenschaftler vom General Hospital Boston (USA) untersuchten den Einfluss der Maca auf die oben beschriebene Verursachung der sexuellen Dysfunktion durch Antidepressiva. An der Studie nahmen 20 männliche und weibliche Personen teil. 16 Personen davon konnten ausgewertet werden. Bei einer Dosierung von 3,0 g pro Tag war es möglich, die medikamentös ausgelöste sexuelle Dysfunktion zu beseitigen und das Lustverhalten zu erhöhten. Es traten keine unerwünschten Nebenwirkungen auf.

Eine andere Forschergruppe stellte bei Frauen einen aphrodisierenden Effekt fest, wenn die Dosis des Macaextrakts erhöht wurde. Niedrige Dosen hatten keinen Effekt zur Folge.

16.7 Maca macht schwache Männer stark

Ebenfalls mit einer randomisierten klinischen Doppelblindstudie stellten Zenicer et al. [2008] während des Verzehrs von Maca die Steigerung der sexuellen Leistung von Männern mit milder erektiler Dysfunktion (Funktionsstörung) fest, wobei auch ihr Selbstbewusstsein erhöht wurde.

Eine von USA-Wissenschaftlern durchgeführte Pilotstudie an Sportlern erbrachte die Erkenntnis, dass Macaverzehr die körperliche und psychische Leistung sowie das sexuelle Verlangen dieser Männer steigern kann.

Über Untersuchungsergebnisse zur Anwendung von Maca an Patienten mit gutartiger Prostatavergrößerung berichtet Prof. Meissner. Dosisabhängig konnte die bestehende Prostatavergrößerung vermindert werden.

Der Maca wird auch eine generell krebshemmende Wirkung zugeschrieben.

16.8 Macaverzehr statt Neurodoping

Die Erkenntnisse über die Wirkung der Macaknolle auf die menschlichen Funktionen und sanfte, nicht belastende Leistungssteigerungseffekte geben Anlass, jenen, die sich dem Neurodoping verschrieben haben oder verschreiben möchten zu empfehlen, auf die Einnahme von Maca umzusteigen.

Der energiespendenden, adaptogenen Maca, welche die körperliche und geistige Leistung ohne schädigende Folgeerscheinungen (wie dies bei dem Neurodoping der Fall ist) steigert, sollten diejenigen, die unter Leistungs- und Erfolgsdruck stehen, mehr ihre Aufmerksamkeit schenken. Wenn schon der Bedarf an leistungs- und erfolgssteigernden Substanzen besteht, dann ist ein Naturprodukt sehr viel besser als verschreibungspflichtige aufputschende Medikamente.

Warum empfehle ich diesen Umstieg?

Mit großer Besorgnis verfolge ich die deutliche Zunahme des Neurodopings (Gehirndoping). So wird im Gesundheitsreport der DAK [2015] (Deutsche Angestellten-Krankenkasse) eingeschätzt, dass in den letzten 6 Jahren Neurodoping mit verschreibungspflichtigen Medikamenten drastisch angestiegen ist. Der Landeschef der DAK-Gesundheit Hessen, Michael Hübner, sagte, dass „Hirndoping mittlerweile bei Otto Normalverbraucher angekommen ist".

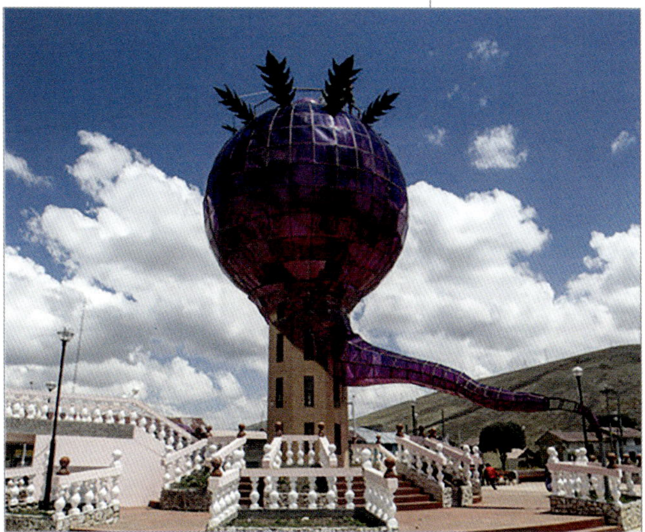

Abbildung 54: Vergötterung der Maca durch die Andenbewohner. Riesen-Macastatue in der peruanischen Stadt Huayre [Foto: Hecht 2016]

Fazit: Maca statt Hormontherapie. Maca statt aufputschender Medikamente.

Da Macapulver als Adaptogen wirkt und die geistige und körperliche Leistung steigern kann, verzehre ich von Zeit zu Zeit Macapulver kurmäßig.

17 Gesund durch Wasserbaden, Wassertrinken und Waldbaden

17.1 Wasser trinken

„Trinkwasser ist das wichtigste Lebensmittel; es kann nicht ersetzt werden.“
(Leitsatz der DIN 2000)

Wasser ist das wichtigste Getränk für den Menschen. Die WHO gibt eine Trinkwasserbedarfsschätzung von etwa zwei Liter für einen Menschen mit 60 kg, für Kinder mit einem Körpergewicht mit 10 kg ein Liter pro Tag an. Der Bedarf von Wasser für den Menschen hängt von vielen Faktoren ab, z. B. Hitze, Körperbewegung. Nach dem Trinkwasserexperten Batmanghelidj sollte ein erwachsener Mensch bei normalen Außentemperaturen 2-3 Liter pro Tag zu sich nehmen. Besonders ältere Menschen müssen angehalten werden ausreichend natürlich reines Wasser zu trinken. Wassermangel kann viele Beschwerden hervorrufen, wie unmotivierte Müdigkeit und Gliederschmerzen, Reizbarkeit und Erregbarkeit, Hitzegefühl, Ängste, Mutlosigkeit, Depressionen, schwerer Kopf, Kopfschmerzen, Schlafstörungen, Wut und schnelles Aufbrausen, grundlose Ungeduld, Aufmerksamkeitsdefizite, Kurzatmigkeit bei gesunden Menschen, übermäßig großes Verlangen nach industriell hergestellten Getränken. Aber diese sollte man nicht trinken, sondern das wichtigste Lebensmittel: Wasser.

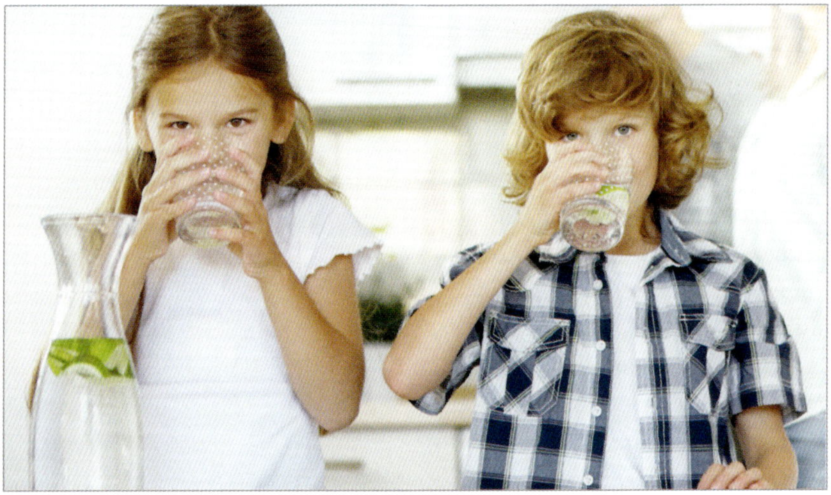

Abbildung 55: So ist es richtig
[Foto: Ferreira und Hecht 2017]

17.2 Wasser als Lebensmittel ist auch ein Heilmittel und schützt gegen Stress

17.2.1 „Sie sind nicht krank, Sie sind durstig!"

Das ist der Titel eines Buchs des iranischen Arztes Dr. Batmanghelidj, dessen Geschichte ich nachfolgend erzählen möchte.

Er ist 1931 in Teheran geboren, studierte an der Elite-Universität in Edinburgh (England) und verfasste seine Doktorarbeit unter Anleitung des Entdeckers des Penicillins, Nobelpreisträger Sir Alexander Fleming (1881-1955). 1979 gründete er in Teheran ein Medizinisches Zentrum für Familien. Im gleichen Jahr war die Revolution im Iran. Er sollte, weil er Mitglied einer wohlhabenden Familie war, zum Tode verurteilt werden und wurde in das Massengefängnis Evin (mehrere 1000 Häftlinge) gebracht.

17.2.2 Wasser gegen Magenschmerzen

Eines nachts schrie und krümmte sich ein Häftling, weil er unerträgliche Magenschmerzen hatte. Dr. Batmanghelidj wurde als Arzt gerufen. Er war der einzige Arzt. Da er keine Medikamente hatte, gab er dem Häftling ein Glas Wasser. Ergebnis: Die Schmerzen ließen nach. Dann gab er nach einer halben Stunde ein zweites Glas Wasser und der Häftling war schmerzfrei. In den folgenden Tagen kamen viele Häftlinge mit Schmerzen, vor allem mit Magenschmerzen zu Batmanghelidj und er konnte ihr Leiden immer mit Wasser beseitigen. Da er bei Nobelpreisträger Sir Alexander Fleming promoviert und eine gute wissenschaftliche Schulung hatte, packte ihn der Forscherdrang. Er protokollierte jede seiner Wasser-Behandlungen. Nach einigen Monaten hatte er so viele Daten gewonnen, dass er sie zu einer wissenschaftlichen Arbeit zusammenfassen konnte. Er übergab dem Richter, der seine Todesstrafe bestätigen sollte, diese Arbeit mit den Worten „Ich habe hier eine einzigartige Entdeckung gemacht, die Behandlung von Magengeschwüren mit Wasser. Wenn Sie mich auch erschießen, dann soll aber die Welt von dieser Entdeckung erfahren und auch davon, welche wissenschaftlichen Entdeckungen im Iran möglich sind." Seine Todesstrafe wurde in eine Gefängnisstrafe umgewandelt. Der Artikel mit diesen Forschungsergebnissen wurde 1982 im „Iranian Medical Council Journal" veröffentlicht. Innerhalb von 31 Monaten seiner Gefangenschaft behandelte er durch Wasserapplikation über 3000 Patienten mit Magenschmerzen, im „größten Stresslabor der Welt", wie er formulierte. Er sollte vorzeitig entlassen werden, arbeitete aber vier Monate weiter im Gefängnis, um seine wissenschaftlichen Untersuchungen abzuschließen.

Nach seiner Entlassung aus dem Gefängnis 1982 begab er sich in die USA und führte dort seine Untersuchungen weiter, die ihn weltberühmt machten. Er konnte nachweisen, dass viele Erkrankungen mit auf die Dehydratation (Entwässerung und damit Austrocknung) der Zellen zurückzuführen sind, weil viele Menschen zu wenig trinken oder zu wenig Wasser und stattdessen unphysiologisch (eher krankmachend) wirkende Getränke wie Kaffee, Cola und andere Softgetränke mit viel Zucker.

17.3 Wasserbaden

„Lernt das Wasser und seine Anwendung und Wirkungen recht kennen und es wird Euch Hilfe bringen". [Sebastian Kneipp, 1821-1891]

Sebastian Kneipp ist eine wichtige Person bei der Entwicklung der Wassermedizin, die heute als Hydrotherapie bezeichnet wird. Während seines Studiums erkrankte er an der Lunge, wie es heißt. Wahrscheinlich war es eine Tuberkulose der Lungen. Kein Arzt konnte ihm helfen. 1848 entdeckte er zufällig das Buch von Johann Siegmund Hahn (der offiziell heute als der Begründer der Hydrotherapie gilt) mit dem Titel „Unterricht von Kraft und Wirkung des frischen Wassers in die Leiber der Menschen". Durch dieses Buch angeregt badete Kneipp wöchentlich zwei- bis dreimal einige Augenblicke in der eiskalten Donau bei Dillingen, nahm zu Hause Heilbäder, übergoss sich mit Wasser und wurde nach eigenen Angaben wieder gesund.

Abbildung 56: Hydrotherapie – Wassertreten nach Kneipp [Foto: Tom/pixabay.com]

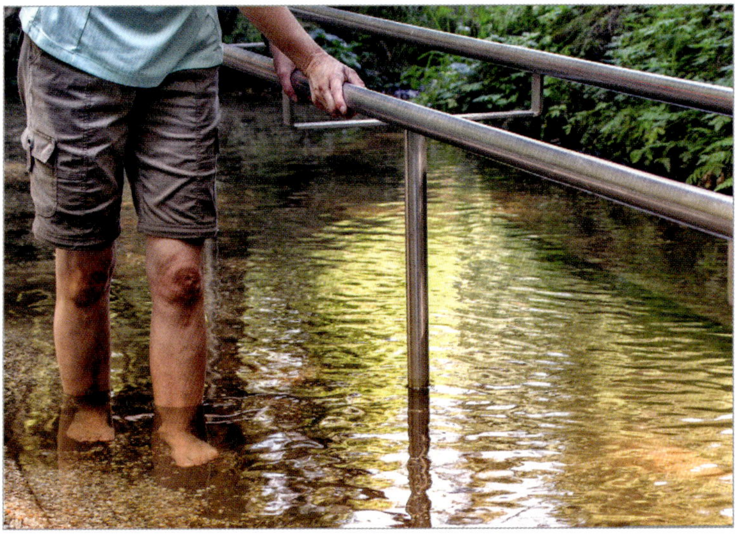

Tägliche Wasseranwendungen wurden während der Fortsetzung seines Studiums zum festen Bestandteil seiner Lebensweise. Er behandelte erfolgreich zunächst Studenten, die an der Tuberkulose erkrankt waren. 1855 kam Kneipp als Beichtvater und Hausgeistlicher in das Kloster von Wörishofen.

Neben seiner theologischen Tätigkeit wendete er auch vor allem bei mittellosen Kranken und Waisenkindern seine Wassertherapie an. Seine Erfolge sprachen sich herum und trotz Widerstände und Anfeindungen seitens Ärzten und Apothekern setzte er sich mit dieser Wasserbehandlung durch.

Wörishofen wurde ein berühmter Kurort und Kneipp stimulierte viele Naturverbundene zur Fortsetzung seines Wirkens. Neben der Wasserbehandlung in Form von Güssen, Bädern und Umschlägen führte er das Barfußlaufen, später als Wassertreten bezeichnet, ein.

Als Hydrotherapie wird heute eine naturheilkundliche Behandlung mit warmem und kaltem Wasser verstanden. Diese Definition umfasst nicht alles. Denn Kneipp hat viel mehr Formen der Hydrotherapie angewendet und diese waren effektiv. Heute wären als Hydrotherapie zu bezeichnen

- Wechselduschen
- Wickel verschiedener Art mit Wasser, Salzen oder Ton
- Sauna, Dampfbäder
- Wassertreten
- Wassergüsse
- Bäder verschiedenster Art
- Hydrocolontherapie zur Darmreinigung
- Anregung zur ausreichenden Wasserzufuhr im alltäglichen Leben
  Auch regelmäßig ausreichend Wassertrinken gehört zur Hydrotherapie.

17.4 Wasser trinken zum Vorbeugen und Heilen

- Wasser ist bestes Abführmittel bei Verstopfung
- Wasser mindert Risiko bei Herzinfarkt
- mit Wasser Reduzierung von Stress, Depressionen und Ängsten
- Wasser verzögert den Alterungsprozess
- Wasser ist der beste Blutverdünner
- Wasser reduziert Risiko der Erkrankung an Morbus Alzheimer, Multiple Sklerose, Morbus Parkinson
- Wasser beseitigt Reflux

17.5 Weshalb Wasser so wichtig ist

- Ohne Wasser gibt es kein Leben
- Wasser erzeugt in jeder Körperzelle gemeinsam mit Salzen und Mineralien elektrische und magnetische Energie
- Wasser liefert die Kraft zum Leben
- Wasser ist Hauptlösungsmittel für Mineralien und Vitamine
- Wasser ist Transportmittel für alle Stoffe im Körper, einschließlich Sauerstoff
- Wasser liefert Kraft und elektrische Energie für alle Funktionen des Gehirns

17.6 Was ist, was soll „Waldbaden"?

Der Wald ist für die Gesundheit der Weltbevölkerung sehr wichtig.

In den letzten Jahren hat sich die medizinische Fachdisziplin Waldgesundheit entwickelt. Studien zeigen, dass Waldspaziergänge von täglich einer Stunde onkologische, psychische, Herz-Kreislauf- und Muskel-Skelett-Erkrankungen verhindern können. Die Bezeichnung „Waldbaden", wie die Japaner die Spaziergänge im Wald nennen, ist zutreffend, weil das Gemisch von Luft, Wasserdampf und das von Pflanzen abgegebene Duftaroma ein sanftes „Luft-Dampfbad" bester Güte darstellt. Die Waldgesundheit wurde schon früh erkannt. Aber nicht von Gesundheitsexperten, sondern von einem Förster aus Österreich, der diese mit einem Gedicht beschrieb.

„Doktor Wald"

„Wenn ich an Kopfweh leide und Neurosen,
mich unverstanden fühle oder alt,
und mich die holden Musen nicht liebkosen,
dann konsultiere ich den Doktor Wald.

Er ist mein Augenarzt und Psychiater,
mein Orthopäde und mein Internist.
Er hilft mir sicher über jeden Kater,
ob er aus Kummer oder Cognac ist.
Er hält nicht viel von Pülverchen und Pille,
doch umso mehr von Luft und Sonnenschein.
Und kaum umfängt mich angenehme Stille,
raunt er mir zu: „Nun atme mal ganz tief ein!"

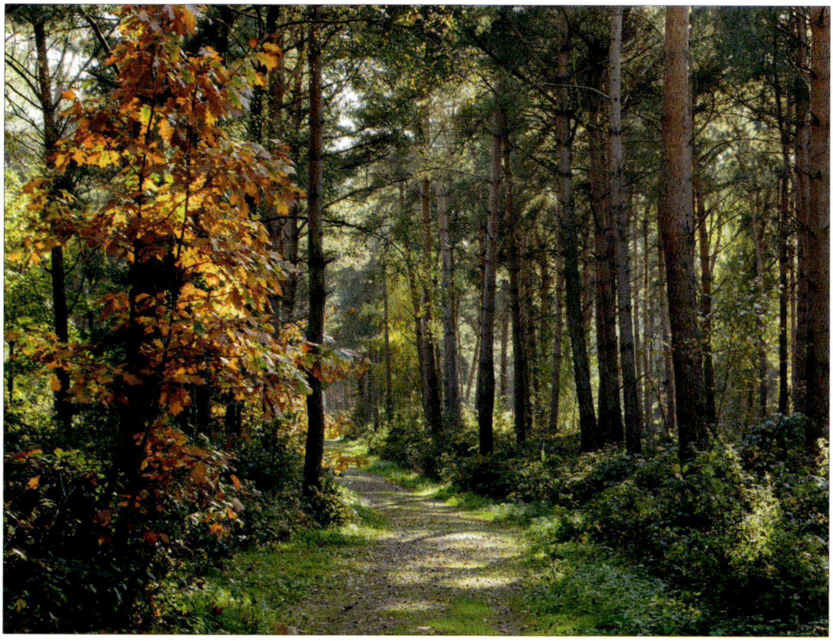

Abbildung 57: Wald, ein vorbildlicher Gesundheitsgeber
[Foto: Hecht 2020]

Ist seine Praxis oft auch überlaufen,
in seiner Obhut läuft manch' sich gesund.
Und Kreislaufkranke, die noch heute schnaufen,
sind morgen ohne klinischen Befund.

Er bringt uns wieder auf die Beine,
das Seelische ins Gleichgewicht,
verhindert Fettansatz und Gallensteine.
nur Hausbesuche macht er leider nicht.
[Förster Helmut Dagenbach, 1986]

17.7 Naturverbundenheit und Gesundheit durch Waldwandern

Japanische Ärzte und Wissenschaftler haben in zahlreichen Studien die gesundheitsfördernde Wirkung und die Heilung von Kranken durch „Waldbaden" belegt. Waldbaden sind ausgedehnte Spaziergänge im Wald mit intensiver Wahrnehmung der vielfältigen Natur, die den Menschen dabei im Wald begegnet.

Ein Waldspaziergang setzt unsere Sinnesfunktionen in Aktion, die das Walderlebnis bewirken:

Das ständig wechselnde Grün, häufig silbrig durch die Sonnenstrahlen gestaltet. Wir beobachten Tiere, z. B. Eichhörnchen, Vögel, Rehe. Wir sehen am Boden Pflanzen, zum Beispiel reizvolle Pilze. Wir riechen die frische Waldluft mit Genuss und hören, besonders wenn der Wind geht, das geheimnisvolle Rauschen des Waldes, aber auch die Stimmen der Vögel oder auch anderer Tiere und das Plätschern eines Baches. Auch unsere Atemluft erhält eine andere Qualität, weil wir ausreichend negative Sauerstoff-Ionen bekommen, die vor allem den Großstadtmenschen fehlen. Und schließlich bewegen wir uns ganz anders als auf dem Stadtpflaster. Gleichzeitig werden dabei Herz-Kreislauf-Funktionen und Stoffwechselprozesse stimuliert, die Herzdurchblutung verbessert und mehr Sauerstoff für das Gehirn wird bereitgestellt, wodurch wiederum das Gedächtnis angeregt wird. Der Waldduft liefert kostenlos natürliche Duftstoffe. Es gibt keine bessere Aromatherapie als den Duft der Waldluft.

Ein Waldspaziergang von einer Stunde, bei dem ein erwachsener Mensch zirka 4 km zurücklegt und 240 kcal verbraucht, fördert die Gesundheit des Menschen und wirkt präventiv und therapeutisch gegen Erkrankungen.

17.8 Kennen Sie die Atmungsgemeinschaft zwischen Menschen und Bäumen?

Der Mensch kann nicht ohne Bäume leben.

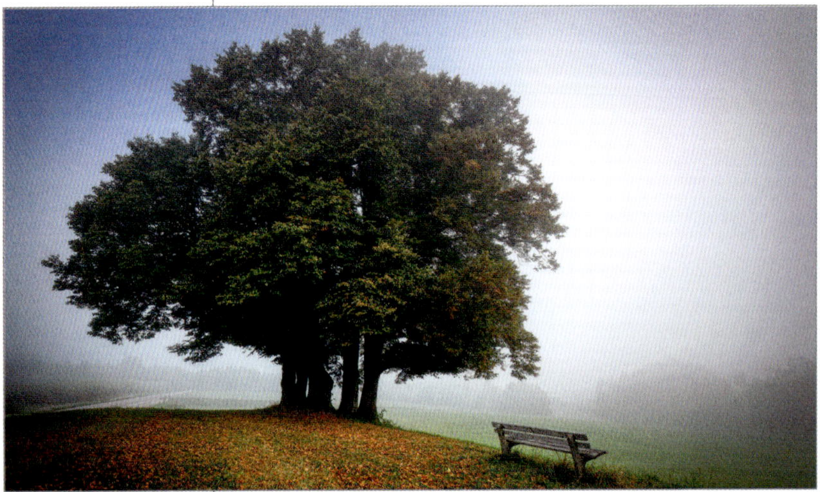

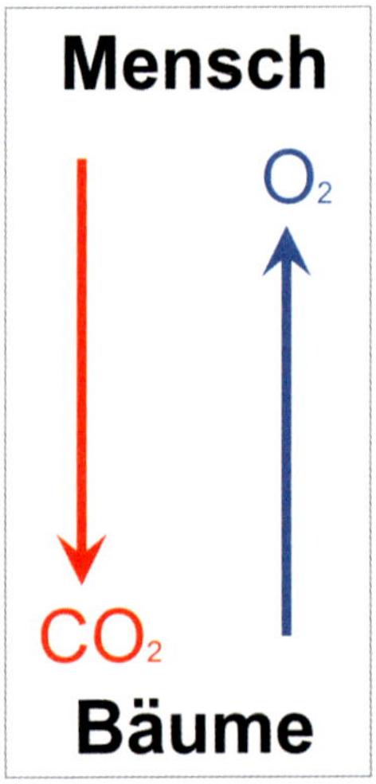

Abbildung 58: Die Atmungsgemeinschaft zwischen Bäumen und Menschen. Jeder Mensch unseres Planeten benötigt zwei Bäume zu seiner Versorgung mit Sauerstoff

[Foto: Albrecht Fietz/pixabay.com; Archiv Hecht]

17.9 Studien belegen den Wert der Waldgesundheit als Schutz gegen die Krebskrankheit durch Erhöhung der Naturkillerzellen im Blut

Prof. Quing Li vom Zentrum für Medizin Nippon stellte fest, dass von den Waldpflanzen Phytonzide in die Luft ausgestoßen werden, die verschiedene Antikrebsproteine im menschlichen Körper bilden und die Antikrebs-Naturkillerzellen vermehren. Schon am ersten Tag des Aufenthalts im Wald erhöhen sich die Naturkillerzellen um 26,5 % und am zweiten Tag eines ausgedehnten Waldspaziergangs schon um 52,6 %. Eine bessere Krebsprävention kann man sich nicht vorstellen.

Waldspaziergänge senken die Stresshormone und bei Menschen mit arterieller Hypertonie den Blutdruck. Koreanische Forscher zeigten, dass regelmäßig täglich erfolgende 3000 Schritte in der Waldluft genügen, um Arterienverkalkung, Herzinfarkt und Schlaganfall zu verhindern. Die Waldluft genießende Spaziergänge sollen einen besonderen Schutz für das Herz-Kreislauf-System bieten.

Eine Studie der US-amerikanischen Wissenschaftlerin Ruth Alchley ergab, dass sich nach 4-6 Tagen Waldwanderungen kreatives Denken erheblich steigern kann. Tests vor und nach den 4-6 Tagen Waldwanderung ergaben, dass bei Problemlösungstests sich die Leistung nach der Waldwanderung um 50 % erhöhte. Im Jahr 2011 wurde das Internationale Jahr des Waldes unter dem Motto „Wald ist mehr als die Summe der Bäume“ durchgeführt. Eine lange Liste zeigte, was der Wald alles kann. Diese erstreckte sich von der Klima- und Luftverbesserung durch den Wald bis zu den Erlebnis- und Gesundheitswanderungen, die im Wald möglich sind.

17.10 Keine Entfremdung von der Natur, sondern zurück zur Natur

Das große Problem der heutigen psychisch belasteten und psychisch kranken Menschen besteht nämlich in Folgendem: Der den Menschen durch die Evolution gegebene Naturbezug, der wie ein Instinkt wirkt, geht durch moderne Zivilisation und Arbeitswelt immer mehr verloren. Die mit dem Naturbezug der Menschen gegebenen sensorischen und motorischen Eigenschaften gehen durch die Urbanisierung verloren. Das führt zu erheblichen Wahrnehmungseinschränkungen. Da der menschliche Körper auch Natur ist, führt diese Wahrnehmungseinschränkung auch zu dem Verlust der Fähigkeit, auf den eigenen Körper oder auf dessen Signal zu „hören“. Das führt zu Überlastungen, Burnout und Depressionen.

Eine Naturtherapie, wie das Waldbaden der Japaner oder das Waldwandern, wie es in Deutschland gepflegt wird, stellt den evolutionär erworbenen Naturbezug wieder her. So erklären sich auch die Forschungsergebnisse, die oben angeführte japanische Ärzte und Wissenschaftler erzielt haben. Einige Psychiater vertreten die Auffassung: Je zivilisierter ein Mensch ist, umso weniger vermag er seinem Naturbezugsinstinkt zu folgen, desto größer ist das Risiko psychisch zu erkranken.

Darum ergibt sich: Wer psychisch und körperlich gesund bleiben möchte, wer gesunde Langlebigkeit als Lebensziel hat oder wer bei Erkrankungen schnell wieder gesund werden möchte, soll sich in die Natur, in den Wald begeben. Täglich mindestens eine Stunde. Wenn man das täglich übt, wie meine Frau und ich, dann erhält man kostenlos Gesundheit und die eigene Körperwahrnehmung wird potenziert.

Wer gesund sein bzw. werden möchte, sollte nach dem Gedicht des Försters Helmut Dagenbach handeln. Seine darin enthaltenen Empfehlungen sind wertvoller als das Ergebnis des Besuchs in einer Arztpraxis, die man tablettenbeladen verlässt.

17.11 Eine Studie unterstützt meine diesbezüglichen Empfehlungen: Wohnen am Wald sorgt für gute Hirngesundheit und Entstressung

Wenn Städter in der Nähe eines Waldstücks wohnen, zeigt ihr Gehirn weniger Anzeichen für chronisch erhöhten Stress. Offenbar sorgt der nahe Wald für eine Stresslinderung. Das zeigte eine Studie des Max-Planck-Instituts für Bildungsforschung [2017]. Diese Studie hat erstmals den Zusammenhang zwischen wohnortnahem Wald und der Hirngesundheit von Großstädtern untersucht und nachgewiesen.

Die Teilnehmer der Studie gehören zu der Berliner Altersstudie II (BASE-II). Das ist eine Verlaufsstudie, die die körperlichen, geistigen und sozialen Bedingungen für ein gesundes Älterwerden untersucht. Insgesamt nahmen 341 ältere Erwachsene im Alter zwischen 61 und 82 Jahren an der Studie teil. Neben Denk- und Gedächtnisaufgaben wurde mithilfe der Magnetresonanztomographie (MRT) die Struktur von stressverarbeitenden Hirnregionen – insbesondere der Amygdala (fachspezifische Bezeichnung für den Mandelkern des Gehirns, der vor allem die emotionale Stressverarbeitung reguliert) – vermessen. Der Mandelkern des Gehirns von älteren Bewohnern Berlins, die am Stadtrand in Waldnähe wohnen, befindet sich nach der Studie in einem normalen gesunden Zustand, auch die Stressverarbeitung ist normal. Bei jenen Bewohnern, die im Stadtzentrum wohnen, ist die Funktion und Struktur des Mandelkerns reduziert und sie haben große Probleme mit der Verarbeitung von Stress.

Die Leistungen der Gehirnfunktionen der waldnahen Bewohner, wie Gedächtnis, Konzentrationsfähigkeit, waren ebenfalls weitaus besser als die der Bewohner des Stadtzentrums.

Nehmen Sie bitte zur Kenntnis:

„Wandern ist die vollkommenste Art der Fortbewegung, wenn man das wahre Leben entdecken will. Es ist der Weg in die Freiheit.“

[Elizabeth von Arnim, englische Schriftstellerin, 1866-1941]

„Nur wo du zu Fuß warst, bist du auch wirklich gewesen.“

[Johann Wolfgang von Goethe]

17.12 Waldwandern und Biofaktoren retteten mir mein Leben und machten mich wieder leistungsstark

Dass ich meine lebensbedrohliche Verletzung (Brüche der beiden oberen Halswirbel) infolge eines Sturzes durch Sicht- und Atembehinderung durch die Corona-Maske am 20.07.2020 überstanden habe und die Halswirbelbrüche innerhalb von fünf Monaten geheilt sind, habe ich der täglichen Einnahme der angeführten Biofaktoren und der täglichen Waldwanderung, die ich schon bald nach meiner Entlassung aus der Klinik mit kurzen Strecken begann, zu verdanken.

Leider hat diese lebensbedrohliche Verletzung eine schwere Gehbehinderung hinterlassen: Einschränkung des freien Gehens, Gleichgewichtsprobleme, Nackensteifheit und Erblindung meines rechten Auges und damit die 100%ige Schwerbehinderung.

Da ich meine frühere sportliche Aktivität (Nordic Walking) nicht aufgeben wollte, habe ich mit Hilfe des Rollators und meiner Willenskraft diese Gehbehinderung überlistet und habe im Jahr 2021 jeden Tag, bei jedem Wetter mindestens zwei Stunden Waldwanderung absolviert und dabei jedes Mal zirka 6 km zurückgelegt. Das waren im Jahr 2021 mehr als 2000 km. (Dabei trage ich übrigens zum Schutz meiner Wirbelsäule die Luftpolsterschuhe der Schweizer Firma Kybun. Damit geht man wie auf einem weichen Teppich.)

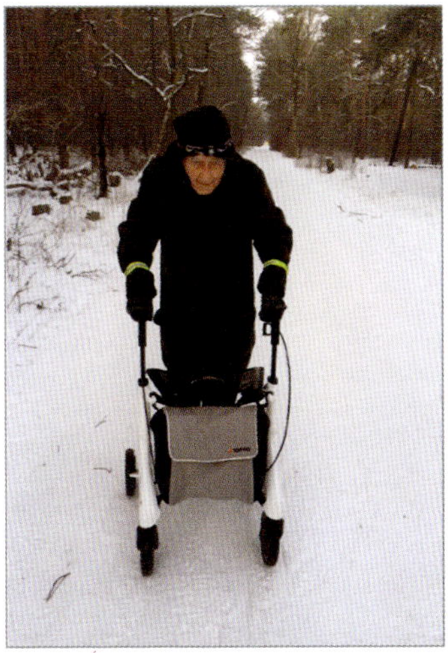

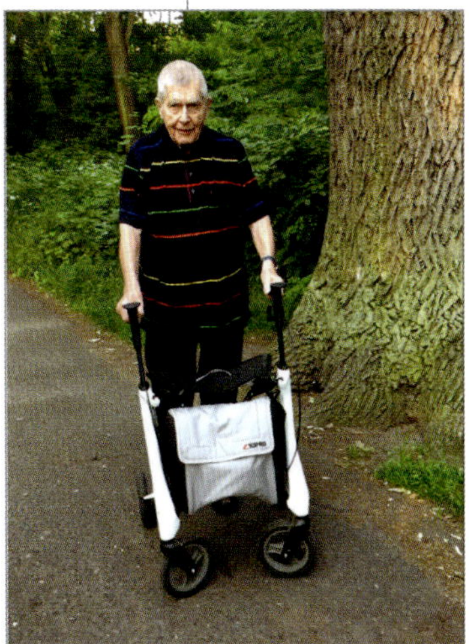

Abbildung 59: Die beiden Bilder zeigen mich bei einer Waldwanderung am 15.02.2021 bei Minus 20 °C und bei einer Waldwanderung im Sommer

[Fotos: S. Winkler]

Mit diesem Beispiel möchte ich zeigen, dass man mit Lebensenergie, Willenskraft und Optimismus bei schweren körperlichen Behinderungen eine gute Lebensqualität und eine starke körperliche und geistige Leistungsfähigkeit erreichen kann.

Damit bin ich kein Sonderfall. In der Medizingeschichte gibt es viele Beispiele, die zeigen, dass man mit Behinderung „Übermenschliches“ erreichen kann.

17.13 Die taubblinde Helen Keller schrieb 10 Bücher

Als Beispiel möchte ich die taubblinde amerikanische Schriftstellerin vorstellen: Helen Adams Keller (* 27. Juni 1880 in Tuscumbia, Colbert County, Alabama, † 1. Juni 1968 in Easton, Fairfield County, Connecticut).

Helen Keller erkrankte im Alter von 19 Monaten an einer Gehirnhautentzündung. Sie überlebte diese schwere Erkrankung, war aber taubblind geworden. Sie konnte nicht hören und sehen. Mit 7 Jahren begann sie eine Sonderausbildung, die ihr ein Studium ermöglichte. Danach wurde sie eine erfolgreiche Schriftstellerin. Sie hat 10 Bücher geschrieben, zum Beispiel „Die Geschichte meines Lebens“ und „Optimismus oder Dunkelheit“.

Abbildung 60: Bücher von Helen Keller

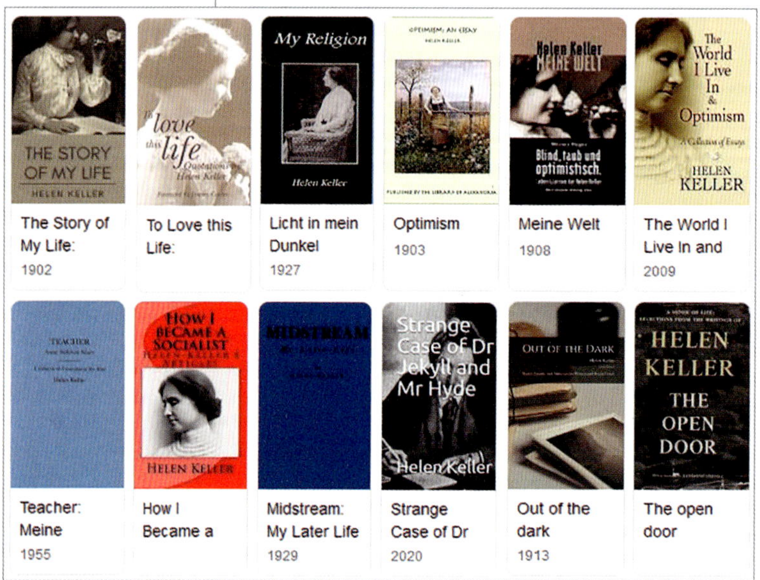

Sie wurde in ihrer Lebenszeit als optimistische Kämpferin eingeschätzt. Ihr Motto: „Ich bin blind, aber ich sehe; ich bin taub, aber ich höre!“ Sie hat mit dieser Einstellung als Vorbild vielen taubblinden Menschen geholfen.

Das Beispiel Helen Keller zeigt, dass man mit Hilfe des menschlichen Geistes, mit Willensstärke und mit Optimismus „Übermenschliches“ leisten kann. Das könnte eigentlich die Normalität sein!

17.14 Ludwig van Beethoven komponierte die großartige 9. Symphonie mit Taubheit

Es ist bekannt, dass Ludwig van Beethoven (1770-1827) mit 27 Jahren schwerhörig wurde, die zunehmend in Taubheit überging. Dennoch komponierte er taub noch große Werke, zum Beispiel die Oper „Fidelio" und die 9. Symphonie. Es wurde berichtet, dass er 1824 bei der Uraufführung der 9. Symphonie selbst dirigierte. Als nach dem 1. Akt Beifall ertönte, hörte er diesen nicht. Musiker seines Orchesters halfen Beethoven, damit er sich zum Publikum hinwendete und sich verneigend für den Beifall bedankte.

Diese Beispiele zeigen, dass der Mensch mit seinem Bewusstsein und seinem einzigartigen Gehirn Gigantisches leisten kann.

Das veranschaulichte Olga Häusermann-Potschtar in ihrem Buch „Täglich jünger" mit den Worten: *„Es liegt in der Macht des Menschen, das Leben mit der Kraft des Bewusstseins frei von Leid zu gestalten. Je reiner unser Bewusstsein ist, je höher es sich entwickelt hat, je mehr wir über unsere Welt, die Materie und unsere geistigen Fähigkeiten wissen, desto größer sind unsere Möglichkeiten.*

Wir alle können dafür sorgen, dass unsere Gesundheit sich vollständig regeneriert, der Alterungsprozess aufgehalten wird, der Körper sich verjüngt und das Leben sich nach unseren Wünschen verlängert."

„Wir sind alle Giganten, die es gewohnt sind,
gebeugt zu leben. Es ist an der Zeit, uns aufzurichten
mit der ganzen Kraft unseres Bewusstseins."
[Olga Häusermann-Potschtar]

18 Antworten auf Fragen, die mir häufig gestellt werden

Häufig werden mir Fragen zu meinem Lebensstil gestellt. Auf einige oft gestellte Fragen möchte ich kurz antworten.

18.1 Wie ernähren Sie sich?

Prinzipiell ernähre ich mich nach meiner natürlichen Intuition naturgemäß mit viel Obst, Gemüse, Kartoffeln und wenig Fleisch oder Wurst. (Wie die Japaner esse ich bis zu 80 % des Sättigungsgefühls.)

Bei jeder Mahlzeit bevorzuge ich höchstens 2-4 Komponenten (zum Beispiel Kartoffeln, Spargel, Butter). Zu viele Komponenten belasten das Verdauungs- und Nervensystem (Stress). Das Verdauungssystem und das Nervensystem müssen nämlich die zugeführten Nährstoffe in Billionen Zellen spezifisch ausgerichtet verteilen. Das erfordert eine intelligente Leistung des Verdauungssystems und des Nervensystems. Je mehr Komponenten Sie in der Nahrung zu sich nehmen, desto stärker belasten Sie sich. Die dazu notwendige Energie kostet Sie wertvolle Lebensjahre.

Wichtig: Bioprodukte, Obst ausgereift.

Abends nur kleine Mahlzeiten (vor 18:00 Uhr).

Noch etwas ist wichtig: Wer isst und trinkt, hat Abbauprodukte, die als Stuhl bezeichnet werden. Die Abbauprodukte enthalten Gifte und giftige Gase, die der Gesundheit Schaden zufügen können.

Minimalregel: Täglich mindestens einmal Stuhlgang; am günstigsten abends, weil die im Körper liegenden Abbauprodukte den Schlaf stören können.

Maximalregel: Ein deutsches Sprichwort lautet „Vom Tisch zum Wisch." Das heißt nach jeder Mahlzeit den Darm vom Stuhl befreien.

Bei mir bestehen echte Zweifel, dass man mit den Produkten der Supermärkte, die von de Massentierhaltung und der industriellen Landwirtschaft stammen und von mit Giften (Pestiziden) verseuchten Böden kommen, überhaupt eine gesunde Ernährung gewährleisten kann.

18.2 Wie lange schlafen Sie?

Die Schlafqualität ist das Wichtigste! Die erreicht man vor allem durch regelmäßige Zubettgehzeiten und Aufstehzeiten. Im Durchschnitt schlafe ich damit sechs Stunden und halte einen Mittagsminischlaf von zirka 15-20 Minuten.

Gewöhnlich gehe ich um 21:00 Uhr zu Bett und stehe um 03:00 Uhr auf. Auf diese Weise takte ich mich in die innere Uhr des Menschen, den zirkadianen 24-Stunden-Rhythmus, ein. Meine Waldwanderung realisiere ich von 05:00-07:00 Uhr. Der Morgen ist wichtig für die Qualität der Atemluft.

Der Mensch, der mit der inneren Uhr lebt, erreicht ein hohes Lebensalter. Zeitchaoten haben eine geringe Lebenserwartung. Ein unregelmäßiger Lebensstil macht krank (siehe mein Buch „Die innere Uhr muss richtig ticken").

Wichtig für einen erholsamen Schlaf sind die Betten! Wir haben Betten aus Naturstoffen (Firma Samina). Gegen Elektrosmog schützen wir uns durch Erdungsmatten. (Beachten Sie: Elektrizität und Elektronik im Schlafzimmer sind die schlimmsten Schlafstörer!)

18.3 Wie gestalten Sie Ihren gesunden Lebensstil?

Für einen gesunden Lebensstil zur Erreichung einer gesunden, jugendlichen Langlebigkeit ist der Einsatz geistiger und emotionaler Prozesse wichtig, wie Wille, Vorstellung, Fantasie, Intuition, Gedächtnis, Wahrnehmung, positive Emotionen, Freude, Liebe, Gelassenheit, Dankbarkeit, Friede, Glaube, Zuversicht, Hilfsbereitschaft, Empathie. Deshalb gehören zu meinem gesunden Lebensstil folgende Eigenschaften und Gewohnheiten:

- dem Geist (Psyche) das Primat über die körperlichen Prozesse verleihen
- geistig vielfältig aktiv sein und Spiritualität pflegen, zum Beispiel mit Visualisierung und Meditation
- Optimismus, positives Denken ausstrahlen
- Liebe zu allen Menschen nach Aristoteles (384-322 v. Chr.) pflegen: „Wenn die Liebe auf unserem Erdball herrschen würde, dann könnten alle Gesetze außer Kraft gesetzt werden."
- Selbstlos anderen Menschen helfen und aufklären, Wissensvermittlung für alle
- für jede Kleinigkeit dankbar sein, Bescheidenheit
- keine Angst haben, risikofreudig, mutig sein
- Verbundenheit mit der Natur als Gewohnheit durchführen
- nach den Rhythmen der inneren Uhr leben
- guter Schlaf durch Regelmäßigkeit in einem Bett aus Naturstoffen, z. B. von Samina
- kein Streben nach Reichtum
- Geselligkeit
- Zufriedenheit mit meinem Leben

Vermeiden tue ich alle negativen Emotionen wie Wut, Ärger, Angst, Neid, Aggressivität. Das sind Krankmacher, die das Leben verkürzen.

Außerdem vermeide ich alkoholische Getränke, Rauchen, Dysstress, TV-Nachrichten, Handy. Ich habe niemals ein Auto besessen oder ein eigenes Haus.

18.4 Warum können behinderte Menschen so hervorragende Leistungen wie Helen Keller und Ludwig van Beethoven erbringen?

Aus meiner Sicht, aufgrund von wissenschaftlichen Erkenntnissen und Erfahrungen, könnte das jeder Mensch, wenn er mit Hilfe seines Geists, seines Bewusstseins, seine unerschöpfliche Hirnkapazität ausnutzen würde.

Das menschliche Gehirn hat etwa 100 Milliarden Nervenzellen! Jede einzelne Nervenzelle kann über Nervenfasern zu anderen Nervenzellen zirka 10.000 Verbindungen herstellen. Jede dieser funktionellen Verbindungen kann in 10 verschiedenen Intensitäten erfolgen. Daraus ergeben sich 100.000 Verbindungsmöglichkeiten von jeder der 100 Milliarden Nervenzellen.

Mit diesen Verbindungsmöglichkeiten werden Neuronennetze (Nervenzellennetze) gebildet, mit denen Handlungen, Gedanken, Bewegungen, Wahrnehmungen, Vorstellungen usw. ausgeführt werden können. Derartige Neuronennetze können in wenigen Millisekunden hergestellt werden. Das nennt man Flexibilität der Gehirnfunktion. Diese zeigt sich, wenn Sie etwa Gedankenspiele betreiben oder Ihre Willenskraft wirken lassen. Diese Prozesse verlaufen elektromagnetisch. Diese Bioelektrizität kann man messen, z. B. mittels EKG. Sie ist die Energie der menschlichen Lebensprozesse.

Unser Gehirn benötigt unbedingt Biofaktoren, vor allem Mineralien, die als Elektrolyte die Bioelektrizität des Menschen gewährleisten. Da die Nahrungsmittel heute nicht ausreichend Biofaktoren liefern können, müssen diese deshalb unbedingt zugeführt werden. Damit sichere ich meine Bioelektrizität, die Energie der Lebenskraft.

Ein erwachsener Mensch mit durchschnittlicher Bildung soll bis zu seinem 70. Lebensjahr höchstens 30 % dieser Verbindungsmöglichkeiten nutzen.

18.4.1 Was hemmt den Menschen, seine Gehirnkapazität und seine geistige Leistungsfähigkeit voll auszunutzen?

Jeder Schluck Alkohol zerstört Tausende von Nervenzellen, von zahlreichen Medikamenten ist das Gleiche bekannt.

Medikamente benötigt das menschliche Gehirn nicht! Medikamente können auch keine gesunde jugendliche Langlebigkeit gewährleisten. Sicherlich erreichen heute

Menschen, die Medikamente einnehmen, ein hohes Lebensalter, aber größtenteils als Pflegefälle und nicht als Menschen mit einem hohen körperlichen und geistigen Leistungsniveau.

Hemmfaktoren für die optimale Nutzung der menschlichen Gehirnkapazität ist das Leben in der heutigen Gesellschaft, zum Beispiel Informationsüberflutung mit Erzeugung von Angst und Panik. Angst und Panik hemmen den Menschen, klar zu denken und machen krank. Die Schulmedizin trägt auch dazu bei, indem sie nur den Körper, ohne Geist und Emotionen, partikulär betrachtet, aber nicht den ganzen Menschen. Seine Hirnfunktionen und die geistigen Prozesse werden ignoriert.

18.4.2 Der Mensch ist aber ein psycho-bio-soziales Wesen

Er verfügt folglich über psychosoziale Prozesse, also über seinen Geist, über Lebensenergie, über Willenskraft, über Emotionen und er hat ein Bewusstsein.

Wenn wir die Gesundheit eines Menschen einschätzen wollen, dann müssen wir die Einheit von Geist und Körper betrachten.

Das wahre Menschliche ist sein Geist und seine Seele (Emotionen). Ohne diese funktioniert kein Körper, die Materie, die Menschen. Bewusstsein, Geist und Seele reflektieren die Energie des Menschen, die auf der Grundlage elektromagnetischer Wellen steht. Wenn der Mensch gestorben ist, sind die elektromagnetische Energie und sein Bewusstsein verschwunden.

Mittels Meditation, Visualisierung, Yoga, Hypnose, Akupunktur, Glaube, Optimismus, bewusst gesteuerter rhythmischer Atmung und anderen Techniken können wir bewusst Einfluss auf alle unsere körperlichen Funktionen nehmen. Das ist die bewusste Einflussnahme auch auf den „inneren Heiler".

Mit geistiger Inspiration, mit positiven Gedanken, mit Willensstärke und mit Optimismus können auch Defizite durch Behinderungen ausgeglichen werden, aber auch gigantische geistige und körperliche Leistungen vollbracht werden.

Abbildung 61: Das reale Lebensschema des Menschen: Bewusstsein, Geist, Emotionen und Unterbewusstsein steuern die Materie des Körpers

[Hecht 2012]

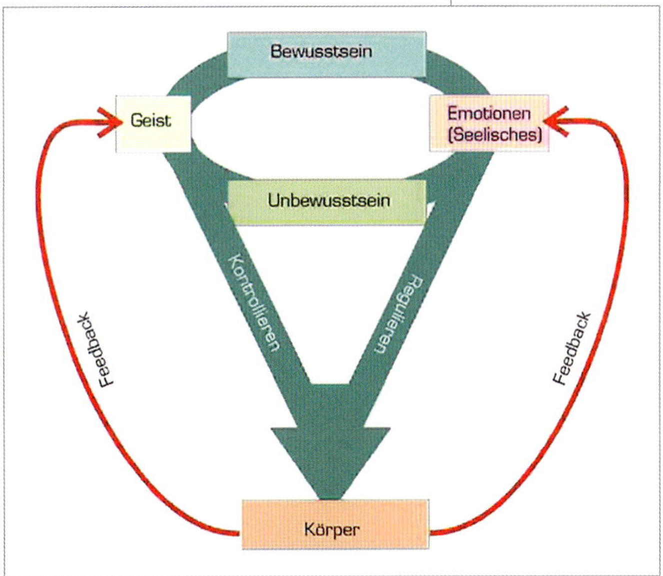

„Der wahre Wert des Lebens hängt vom Bewusstsein und der Kraft der Kontemplation (Anschauung) ab, nicht vom reinen Überleben". [Aristoteles]

Wenn Menschen begriffen haben, welche Energien in ihrem Bewusstsein, in ihrem Geist und ihren positiven Emotionen enthalten sind, werden sie gesund sein und hohe Lebensenergie erreichen, was ein Fundament für eine gesunde, jugendliche Langlebigkeit ist. Auf dieser Grundlage habe ich mir das Ziel gestellt, die 100-Jahregrenze zu überspringen.

Auf dem Foto konnte ich an meinem 90. Geburtstag das nächste Lebensjahrzehnt einläuten, mit dem Ziel, die 100-Jahre-Barriere mit hoher Lebensenergie sowie geistiger und körperlicher Leistungsfähigkeit zu überspringen. Das wird am 15.02.2024 erfolgen. An diesem Tag werde ich wieder das nächste Lebensjahrzehnt einläuten.

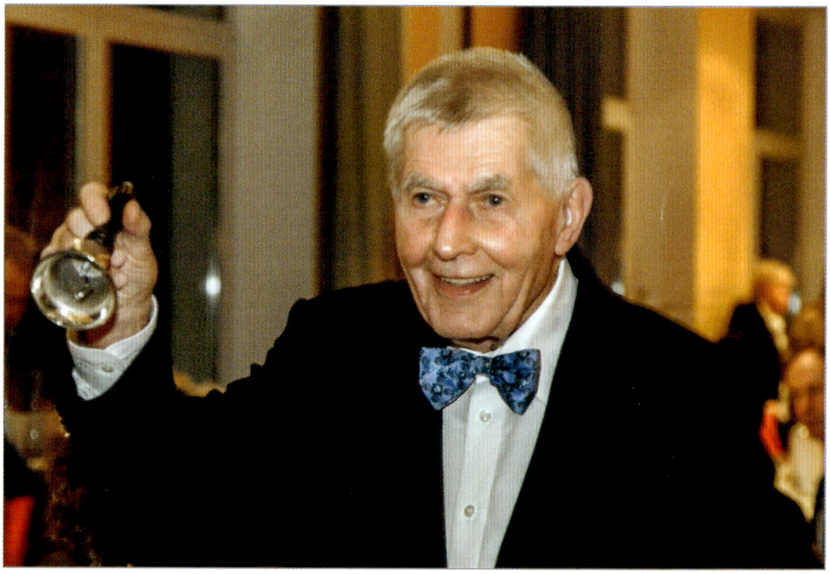

Abbildung 62: Anlässlich meines 90. Geburtstags: Einläuten des nächsten Lebensjahrzehnts [Foto: Rüdiger Hecht]

Einschlägige Bücher zum Nachlesen und Vertiefen

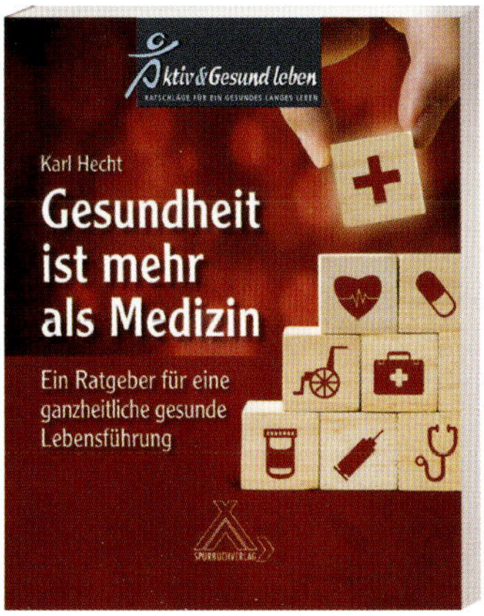

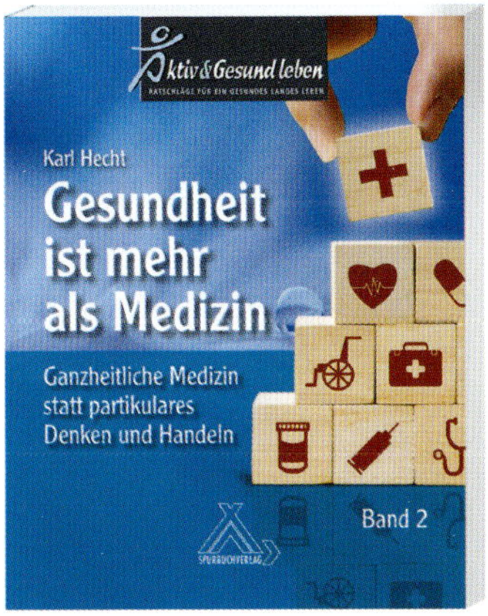

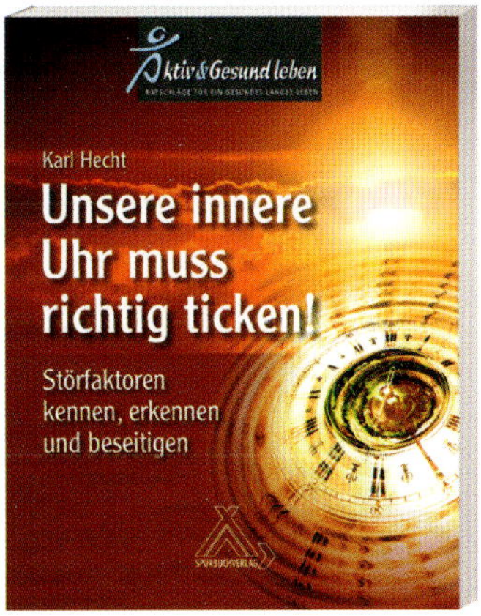

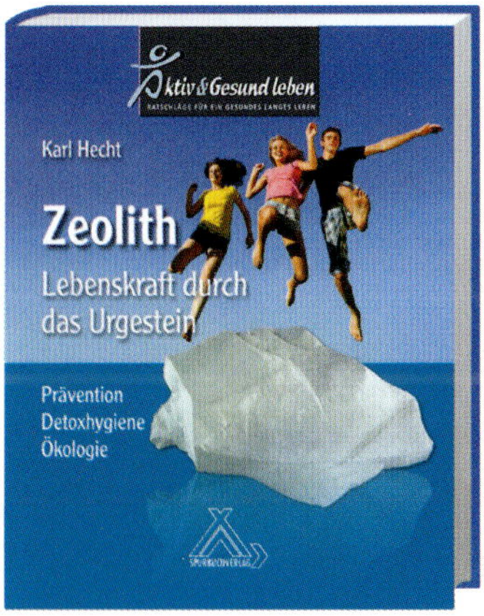

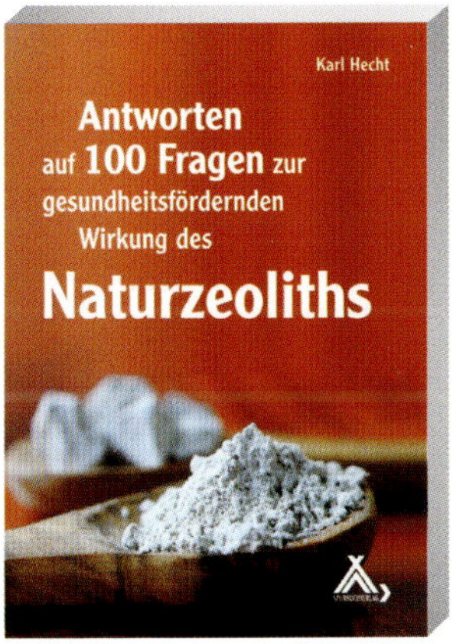

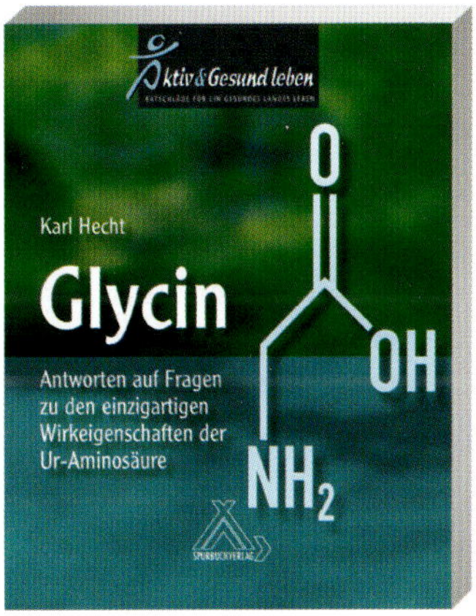

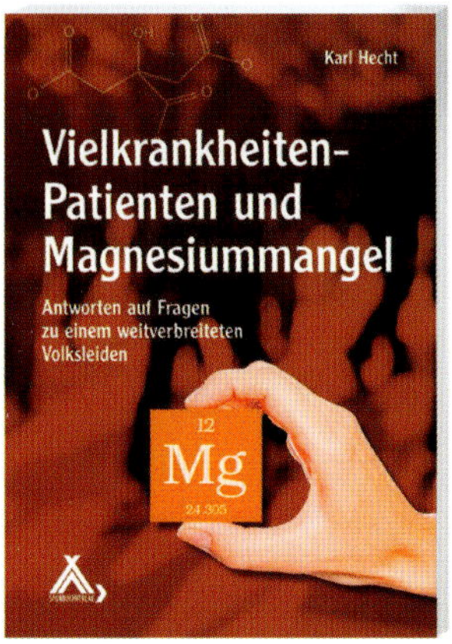

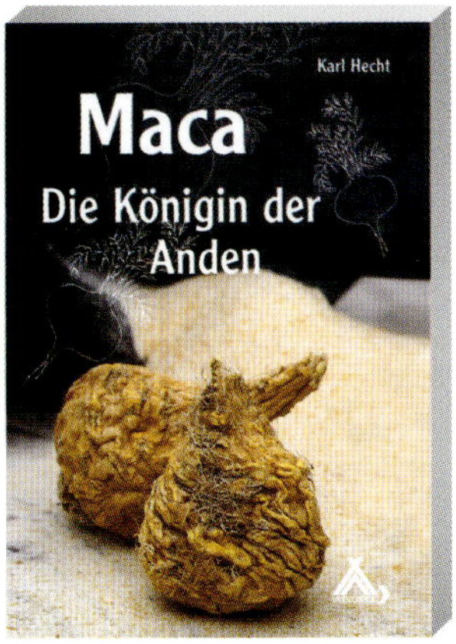

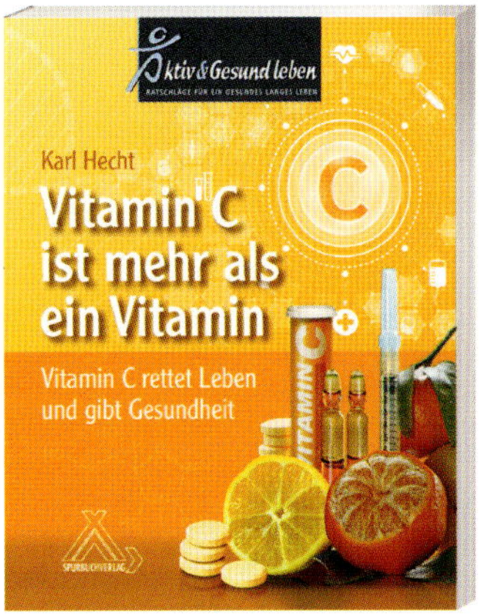

SPURBUCHVERLAG

www.spurbuch.de